MODIFICATIONS

DES

BRUITS DU CŒUR

DANS LA

CIRRHOSE DU FOIE

PAR

Le Dr Auguste-Eugène LAURENT,
Interne en médecine et en chirurgie et lauréat (1877) des hôpitaux de Paris,
Lauréat (1er prix, 1873) de l'École de médecine de Caen.

PARIS
ADRIEN DELAHAYE ET E. LECROSNIER ÉDITEURS
Place de l'École-de-Médecine

1880

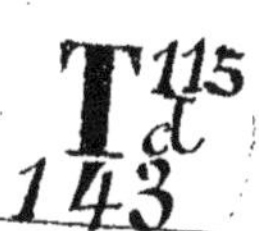

MODIFICATIONS

DES

BRUITS DU CŒUR

DANS LA

CIRRHOSE DU FOIE

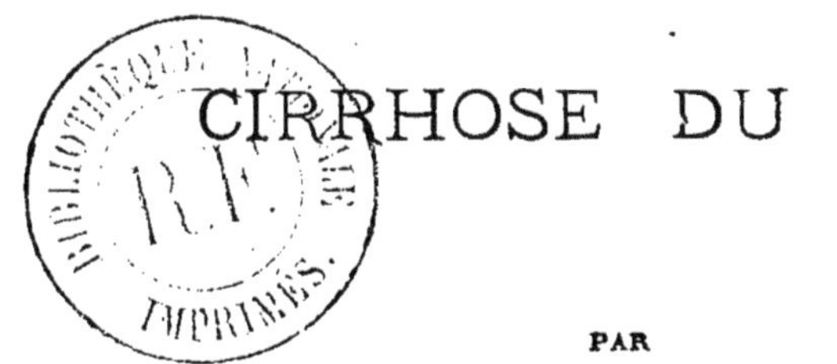

PAR

Le Dr Auguste-Eugène LAURENT,
Interne en médecine et en chirurgie et lauréat (1877) des hôpitaux de Paris,
Lauréat (1er prix, 1875) de l'Ecole de médecine de Caen.

PARIS
ADRIEN DELAHAYE ET E. LECROSNIER ÉDITEURS
Place de l'École-de-Médecine

1880

MODIFICATIONS

DES BRUITS DU COEUR

DANS LA

CIRRHOSE DU FOIE

INTRODUCTION.

En entreprenant ces recherches, nous avons suivi deux idées : d'une part, il nous paraissait intéressan de savoir si la sclérose hépatique produisait du côté du cœur des modifications analogues à celles qu'amène la sclérose rénale, et, d'autre part, nous étions désireux de voir si les assertions générales émises récemment touchant les troubles cardiaques dans les affections gastro-hépatiques s'appliquaient en particulier à la cirrhose. Celle-ci étant caractérisée par des lésions diffuses et une altération profonde du parenchyme du foie, il était permis de penser *à priori* qu'elle pouvait avoir une influence plus grande que les autres affections hépatiques sur l'organe central de la circulation. Il eût été trop long et au-dessus de nos forces d'entreprendre une étude complète de l'action des maladies du foie sur le cœur. Nous avons choisi une des plus fréquentes, et, comme la plupart des travaux publiés jusqu'ici sur les troubles cardiaques d'origine hépatique se sont appuyés sur des cas où il y avait de l'ictère, il était bon de vérifier si c'était une condition nécessaire pour la production de ces troubles.

Sous le nom de cirrhose, nous comprenons les affections scléreuses primitives du foie, ainsi que l'a fait M. Rendu dans son article *Foie* du Dictionnaire encyclopédique (1). Les affections organiques du cœur, l'impaludisme, la rétention biliaire chronique, la syphilis produisent des altérations du foie, qui diffèrent toujours plus ou moins des deux formes types de cirrhose que nous connaissons aujourd'hui : la forme atrophique et la forme hypertrophique.

Dans nos recherches, nous avons eu à lutter contre plusieurs causes d'erreur. D'abord, les phénomènes que nous avons observés sont presque toujours des bruits perçus par l'oreille et d'une constatation assez délicate. Et puis, outre qu'il fallait s'assurer que l'état du foie, contrairement à ce que nous cherchions, n'était pas sous la dépendance de l'état du cœur, il importait encore de bien établir que le cœur n'était pas déjà malade anté-

(1) Page 89.

rieurement, qu'il ne s'agissait pas d'une simple coïncidence, enfin que ni les poumons, ni les gros vaisseaux, ni les reins ne présentaient de lésion ayant pu retentir sur lui.

Afin que notre travail ne fût pas seulement théoriq ue nous avons tenu à présenter, après l'exposé des faits et leur interprétation toujours discutable, les déductions qui nous paraissent pouvoir être utiles au clinicien pour le diagnostic, le pronostic et la thérapeutique.

Dans nos observations personnelles et dans quelques-unes de celles que nous avons puisées à diverses sources, nous avons noté des particularités intéressantes relatives à l'histoire de la cirrhose, et généralement peu indiquées dans les auteurs. Bien qu'elles n'eussent pas trait directement à nos recherches, nous n'avons pas cru devoir les laisser tout à fait dans l'oubli. Nous les avons relevées à la fin des observations dans lesquelles on les a remarquées.

Nous remercions bien sincèrement M. le docteur Albert Robin et notre excellent collègue et ami Leduc qui ont mis à notre disposition les observations où ils avaient noté des points intéressant la question que nous traitons.

CHAPITRE PREMIER.

HISTORIQUE.

Nous sommes loin aujourd'hui du temps où Becquerel, dans un mémoire sur la cirrhose publié dans les Archives de médecine en 1840, avançait que, dans les maladies du cœur, on trouve cette altération deux fois sur cinq, au premier degré dans plus du quart des cas, au deuxième degré dans le septième. Les cliniciens ont fait justice de cette erreur, et la congestion chronique du foie d'origine cardiaque a été nettement séparée de la cirrhose. Mais de là à rechercher l'influence inverse du foie sur le cœur, il y avait encore une distance à parcourir. Aussi, les travaux sur cette question appartiennent-ils presque exclusivement à ces trois dernières années.

Sans doute, on avait remarqué depuis longtemps déjà que, chez les ictériques, il existait assez fréquemment des troubles circulatoires. Mais l'ictère seul paraissait en jeu, et en tous cas on semblait lui accorder le rôle prédominant dans la production de ces troubles. C'est ainsi qu'en 1875, M. Gangolphe publie une thèse sur le bruit de souffle mitral dans l'ictère, qu'en 1877, M. Fabre, de Marseille, insiste, dans ses leçons cliniques (1), sur ces phénomènes cardiaques et les attribue à l'action des acides et des sels biliaires sur le sang et la fibre musculaire du cœur. M. Rendu consacre quelques lignes à ce point de pathologie dans son chapitre de la cirrhose hypertrophique avec ictère (2).

Frerichs, dans son *Traité des maladies du foie*, au chapitre de la cirrhose, signale bien les maladies du cœur comme pouvant compliquer cette affection, mais il les considère comme en étant indépendantes.

Bien plus, M. Fabre, dans les leçons que nous avons déjà citées, va jusqu'à dire : « J'ai recherché des troubles cardiaques dans des cas de cancer du foie et surtout dans des cas de cirrhose qui avaient produit un trouble profond de la nutrition, un amaigrissement extrême, et je n'en ai pas trouvé. »

C'est à M. le professeur Potain que revient l'honneur d'avoir le premier saisi et indiqué l'influence des affections gastro-hépatiques sur le cœur. En 1878, il fit une première communication au Congrès pour l'avancement des sciences (3), où il exposa ses idées sur la question. Aussitôt on chercha de différents côtés à vérifier l'exactitude de ses propositions, et, l'année suivante, au Congrès tenu à Montpellier, M. Teissier fils vint lire à son tour une note sur le même sujet. Une intéressante discussion s'éleva, à laquelle prirent part MM. Combal, Teissier père, François-Franck, Lancereaux, Thaon et

(1) Gazette des hôpitaux, 1877.
(2) Dictionnaire encyclopédique, article Foie.
(3) Comptes-rendus, session de Paris, p. 1003.

M. le professeur Potain. Nous aurons à revenir, dans notre chapitre de physiologie pathologique, sur les opinions émises et sur les théories proposées.

Ajoutons enfin que, tout récemment (mai-juin 1880), M. François-Franck a publié dans la *Gazette hebdomadaire* un travail très clair et fort intéressant sur cette même question de l'influence pathogénique des affections gastro-hépatiques sur le cœur, mais toujours à un point de vue général. Nous verrons si ses conclustons sont applicables à la cirrhose en particulier.

CHAPITRE II.

EXPOSÉ DES FAITS.

Nous nous proposons, dans ce chapitre, de décrire ce que nous avons constaté du côté du cœur chez les cirrhotiques, et l'état dans lequel nous avons trouvé cet organe à l'autopsie.

§ I. — *Clinique.*

Il nous serait difficile de préciser avec des chiffres dans quelle proportion exacte on rencontre des phénomènes cardiaques anormaux dans les cirrhoses. Il faudrait pour cela examiner à ce point de vue, pendant une période de temps assez longue, tous les malades cirrhotiques qu'on rencontrerait, et qu'il s'en trouvât un grand nombre. Or, depuis que nous avons fixé notre attention sur ce point, nous pouvons affirmer que l'auscultation attentive et répétée du cœur dans tous les cas qui se sont présentés, nous a révélé quelque chose d'anormal. Depuis le 1er janvier de cette année, c'est-à-dire pendant une période de six mois environ, cinq cirrhoses se sont offertes à notre observation dans le service de notre excellent maître, M. Gombault : les cinq malades avaient une modification des bruits du cœur. Nous croyons donc que, si l'on examine à l'avenir en les auscultant souvent et avec soin tous les malades atteints de cirrhose, on se convaincra que, presque toujours, il y a un trouble quelconque dans leurs fonctions circulatoires. Il est difficile d'admettre que nous ayons été servi par une série. Nos collègues qui, à notre prière, ont bien voulu examiner dans ce sens leurs cirrhotiques, ont trouvé assez souvent que les bruits du cœur n'étaient point tout à fait normaux.

Sur nos 18 observations, 10 se rapportent à des cas de cirrhose atrophique, 8 à des cirrhoses hypertrophiques. Comme dans la cirrhose atrophique, il n'y a généralement pas d'ictère, la théorie d'après laquelle les troubles cardiaques seraient causés par la présence des principes biliaires dans le sang, se trouve ainsi ébranlée. N'exagérons pas cependant l'importance de la proportion et des chiffres que nous venons d'indiquer; car la forme hypertrophique de la cirrhose est, croyons-nous, moins commune que la forme atrophique.

Nous ne pensons pas qu'il y ait lieu de tenir compte de l'âge, du sexe, de la profession du malade, dans la production des troubles cardiaques dont il s'agit.

Les maladies antérieures, si elles ont laissé sur l'endocarde, les orifices ou les valvules, quelques traces de leur passage, comme cela arrive dans le rhumatisme, la scarlatine, etc., doivent sans doute être envisagées comme des causes prédisposantes. Mais alors la question devient trop complexe, parce qu'il existe dans ces cas des lésions très suffisantes pour rendre compte des phénomènes observés.

Nous croyons plutôt qu'on doit accorder, dans la production des troubles qui nous occupent, une influence plus grande aux diverses maladies qui s'accompagnent d'une altération profonde des solides et des liquides.

Ainsi, le cancer parmi les diathèses, l'alcoolisme parmi les intoxications, peuvent coïncider avec la cirrhose. Ils doivent sans nul doute, en facilitant la cachexie, aider aussi au développement des troubles du côté du cœur. Les affections fébriles qui peuvent précéder immédiatement la cirrhose, ou survenir pendant son cours comme accident intercurrent, doivent agir dans le même sens en déprimant l'organisme.

Les malades qui, atteints de cirrhose, présentent à l'auscultation du cœur des phénomènes anormaux, accusent-ils des troubles fonctionnels spéciaux qui invitent le médecin à pratiquer cet examen physique? Nous sommes porté à croire que, chez eux, l'oppression doit être plus vive, l'œdème plus considérable et plus étendu, l'albuminurie plus fréquente, la cachexie plus prononcée. Ce sont nos idées théoriques sur l'origine des troubles cardiaques en question, qui nous font émettre ces suppositions. Il faudrait, pour les vérifier, comparer les trois symptômes dont nous venons de parler, successivement chez les cirrhotiques qui n'ont rien au cœur et chez ceux qui y présentent quelque chose d'anormal. Il nous a été impossible de le faire. Cependant, dans les obs. I, VIII et IX, l'œdème a paru hors de proportion avec l'ascite et a fait rechercher aussitôt l'état du cœur.

L'inspection de la région précordiale dénote le siège de la pointe en un endroit très variable suivant le volume du fcœur, mais surtout suivant l'abondance de l'épanchement ascitique. Dans un cas (observ. V), nous avons vu la paroi thoracique soulevée d'une façon exagérée à chaque impulsion cardiaque. Il nous a semblé qu'il était au contraire plus fréquent de n'apercevoir aucune oscillation.

La palpation, souvent nécessaire pour trouver la pointe, révèle aussi une intensité très variable du choc précordial. Jamais on ne perçoit de frémissement cataire ni aucune sensation anormale.

La percussion ne nous a pas révélé de dilatation cardiaque, si ce n'est pourtant dans notre observation III. Cela ne veut pas dire qu'il n'en existe pas. Bien au contraire, d'après des signes que nous allons indiquer plus loin, nous pensons qu'elle doit souvent se produire. Mais les rapports du cœur sont tellement changés par suite du refoulement et de la compression de bas en haut que subissent les organes thoraciques, que la percussion ne ournit plus ses données habituelles.

L'*auscultation* doit être pratiquée avec le plus grand soin. Les renseignements qu'elle procure sont, en effet, les plus importants quand on veut se rendre un compte exact de l'état du cœur, et, pour les obtenir, il faut avoir déjà une certaine habitude de ce genre d'exploration et y apporter beaucoup de patience.

Les deux bruits peuvent être modifiés isolément ou

tous les deux à la fois. Quant à ceux qui, surajoutés aux bruits normaux, se produisent dans le petit ou le grand silence, nous les décrirons à propos de celui des bruits auquel ils paraissent se rattacher.

Le 1er *bruit* est presque toujours altéré. Sur nos 18 observations, il a subi quelque changement dans 16 cas. D'ordinaire, il est soufflant ou remplacé par un souffle (15 fois). Une fois seulement, il était précédé d'un léger bruit qui contribuait à transformer le rhythme cardiaque normal en un rhythme de galop.

Lorsqu'il s'agit d'un *souffle*, celui-ci présente un *timbre* et une *intensité* variables. Cependant, nous avons généralement trouvé ce souffle assez rude et surtout assez intense. Les observations que nous avons puisées dans les auteurs indiquent aussi ces mêmes qnalités. L'intensité ne nous a pas paru se modifier quand nous faisions asseoir le malade. Dans un cas (obs. V), le souffle semblait devenir plus fort.

Le *siége* précis où cette intensité est à son maximum, n'est pas toujours facile à déterminer. Il faut, en général, ausculter à plusieurs reprises les divers points de la région précordiale pour y arriver. Nos investigations ont surtout porté sur les quatre foyers admis par les auteurs : foyer aortique, à la partie interne du 3e espace intercostal, sur le bord droit du sternum; foyer pulmonaire, au niveau de la 2e articulation synchondro-sternale gauche; foyer mitral, dans l'endroit où bat la pointe; foyer tricuspidien, à la partie interne du 4e espace intercostal, sur le bord gauche du sternum.

Dans 5 de nos observations, le maximum du souffle systolique était bien nettement au foyer aortique.

Dans 1 cas (obs. XII), il fut entendu surtout à l'orifice de l'artère pulmonaire.

Chez 7 malades, il était à la pointe.

Chez 2 seulement, il avait son maximum au foyer tricuspidien.

Dans l'observation XI, on a noté en même temps un souffle systolique à la pointe se propageant dans l'aisselle, et à la base un souffle en jet de vapeur, également systolique, qui se propageait dans l'aorte.

Dans l'observation XVIII, on a successivement entendu le maximum du souffle à la pointe et sur le bord gauche du sternum.

Nous avons remarqué aussi chez les malades des obs. V et XII, le changement de siège du souffle.

Nous y reviendrons plus loin après avoir indiqué que ces souffles peuvent même disparaître momentanément.

Quant au sens de *propagation* de ces bruits anormaux, il nous a paru être dirigé vers l'aorte et les vaisseaux du cou pour les souffles ayant leur maximum au foyer aortique, vers l'aisselle pour les souffles mitraux, vers la partie inférieure du sternum pour les souffles tricuspidiens.

Dans un seul cas (obs. VI), au lieu d'un souffle au 1er bruit, nous avons entendu successivement au cœur: d'abord deux bruits très rapprochés, puis le petit silence, le second bruit à peu près normal, puis le grand silence, et ainsi à chaque révolution cardiaque. Ce rhythme représentait à l'oreille un *bruit de galop* assez évident, qui était perçu avec son maximum de netteté à la fois dans la région de la pointe, au foyer tricuspidien et dans l'espace situé entre ces deux points. En prenant le pouls radial en même temps qu'on auscultait, il était facile de se rendre compte que, des deux bruits répondant à la systole, le premier qui, d'ailleurs, était beaucoup moins intense que l'autre et comme avorté, était un bruit surajouté, qu'il précédait en réalité la systole du ventricule, qu'enfin nous n'avions pas affaire à un dédoublement. De plus, ayant examiné l'urine qui, dépourvue d'albumine et dénuée de tous les caractères d'une urine brightique, offrait au contraire toutes les qualités des urines de la cirrhose hépatique, nous avons pu affirmer qu'il ne s'agissai pas d'une néphrite interstitielle concomitante. D'ailleurs, l'hypertrophie du cœur faisait défaut.

Nous nous étonnons de n'avoir pas rencontré plu souvent ce bruit de galop, déjà signalé par M. le professeur Potain dans un certain nombre d'affections chroniques du foie et de l'estomac. Nous l'avons cependant cherché, mais sans succès, dans les autres cas de cirrhose qui se sont présentés à notre observation. Les souffles au 1er bruit se sont montrés, au contraire, beaucoup plus fréquents; toutefois, on remarquera qu'ils n'ont pas toujours eu pour siège la région de l'orifice auriculo-ventriculaire droit, ainsi que l'a indiqué l'éminent clinicien.

L'ausculation du 2e *bruit* ne révèle pas à beaucoup près autant de modifications que celle du 1er.

Dans notre observation III, ce bruit nous a paru légèrement dédoublé, et encore il était si difficile, chez ce malade, d'entendre nettement les bruits du cœur, à cause des râles nombreux qui remplissaient sa poitrine, que nous n'oserions pas affirmer ce fait. Nous sommes certain, au contraire, que ce dédoublement faisait défaut dans toutes nos autres observations personnelles et dans l'observation VII, prise en collaboration avec notre collègue Leduc. M. le professeur Potain déclare, d'ailleurs (1), n'avoir jamais entendu ce dédoublement dans ces circonstances.

Chez quatre malades (obs. V, VI, VII et XIV), il a été parfaitement observé et noté que le 2e bruit était plus intense et mieux frappé à gauche du sternum qu'à droite, dans la région de la base, ou, en d'autres termes, que le 2e ton pulmonaire était plus fort que le 2e ton aortique. Dans le cas de l'observation II, cette différence n'existait certainement pas.

Ces diverses modifications des bruits du cœur sont en général bien perçues par l'oreille, immédiatement appliquée sur la poitrine. Mais elles le sont incomparablement mieux quand on se sert d'un bon stéthoscope, muni d'une embouchure étroite, afin de pouvoir mieux préciser le point où ces modifications sont à leur maximum. Faisons cependant une exception pour ce qui

(1) Progrès médical, Compte-rendu du Congrès scientifique de Montpellier, 1879, p. 725.

concerne le bruit de galop qui, à l'instar de celui de la néphrite interstitielle, nous a paru plus facile à entendre avec l'oreille seule qu'avec le stéthoscope.

Le *pouls*, exploré à l'artère radiale, est toujours égal, régulier, sans intermittences. Il peut être quelquefois fréquent. Souvent il est petit, mou et dépressible (obs. I, III et V). Ce fait de l'égalité et de la régularité du pouls est fort important à noter ; il prouve au moins, que les phénomènes cardiaques ne se rapportent pas à une affection mitrale primitive, antérieure ou concomitante.

Trois fois (obs. V, VI et XVIII), le *pouls veineux* vrai avec tous ses caractères a été observé. Dans les deux derniers cas, il était constitué par deux battements, répondant évidemment à la présystole et à la systole. De ce signe, nous pouvons conclure dès maintenant qu'il est des cirrhoses où l'on observe, sans lésion cardiaque ou pulmonaire antérieure, l'insuffisance tricuspidienne.

Dans notre observation III, il a même été constaté des *pulsations hépatiques* isochrones à la systole. Il existait d'ailleurs en même temps des phénomènes asystoliques sur lesquels nous aurons à revenir.

En appliquant le stéthoscope sur les *vaisseaux du cou*, on y a entendu six fois (obs. I, II, IV, V, VII, XVI) un *souffle* tantôt doux (obs. II et IV), tantôt rude (obs. I), tantôt musical (obs. V). Etait-ce une propagation du souffle de la base, ou au contraire un souffle vasculaire né sur place? C'est ce qu'il nous a été difficile de bien déterminer pour les cas où le souffle cardiaque avait son maximum à la base; quant à ceux où ce dernier souffle siégeait à la pointe ou au foyer tricuspidien, le doute ne nous paraît pas possible. Dans les observations VII et XII, le souffle vasculaire n'a pas été perçu malgré les recherches.

Quelle est la *marche* de ces divers phénomènes? Quel est leur mode d'évolution?

Il arrive presque toujours que les malades, se présentant à l'observation à une période avancée de leur affection du foie, offrent déjà les symptômes que nous avons énumérés. Quatre fois cependant, le souffle n'existait pas lors de l'entrée du malade à l'hôpital; dans trois de ces cas (obs. VII, VIII et XVIII), c'est à une époque où la cirrhose était depuis longtemps bien caractérisée qu'on a commencé à l'entendre; dans un cas (obs. IV), nous avons assisté à son apparition et à l'augmentation de son intensité, de même que nous avions été témoin, très peu de temps auparavant, des premières manifestations de la maladie du foie.

Nous avons déjà signalé le changement de siége du souffle cardiaque chez deux de nos malades. Chez l'un (observ. XII), on a même noté, ainsi que dans l'observation IX, sa disparition complète à certains moments. Dans le premier cas, ce fait parut deux fois se produire comme résultat de la paracentèse. Sur le malade de l'observation VII, on a cherché après chaque ponction si la même chose allait être observée; mais le souffle persista. Peut-être cette différence tient-elle à la quantité de liquide évacué. Chez le premier malade, on retirait à la fois dix litres environ de sérosité ; chez le second, seulement cinq ou six. Ce point serait à contrôler (1).

Le changement de position des malades ne nous a pas semblé, en général, modifier beaucoup ces souffles dans leur existence ou leur intensité.

Jamais les troubles cardiaques, une fois développés, n'ont disparu d'une façon définitive. L'affection sous la dépendance de laquelle ils paraissaient s'être produits ayant toujours une marche fatale, ils ont persisté jusqu'à sa terminaison qu'ils ont peut-être un peu hâtée. C'est ce que nous démontrerons à propos du pronostic.

Nous avons rapporté dans nos observations (obs. III), le fait d'un homme qui vint mourir en quelques jours à l'Hôtel-Dieu de phénomènes asystoliques, et à l'autopsie duquel on trouva une hypertrophie du cœur sans lésion valvulaire, sans altération chronique des poumons, avec un foie en voie d'atrophie. Notre maître, M. Quinquaud, pensa à la possibilité d'une corrélation entre ces deux phénomènes, atrophie du foie et hypertrophie du cœur, et nous engagea à publier ce fait. Ne serait-ce point un exemple, rare à la vérite, de l'exagération de ces troubles cardiaques, qui, nous l'avons vu, consistent assez souvent dans une insuffisance tricuspidienne et pourraient parfois amener une terminaison fatale par le mécanisme de l'asystolie ?

(1) Le malade qui fait l'objet de l'observation V a été ponctionné récemment. On a retiré 4 litres et demi de liquide. Le souffle ne s'est pas modifié.

§ II. — *Anatomie pathologique.*

Avant d'examiner le cœur, nous nous sommes toujours assuré de l'exactitude de notre diagnostic et de la forme de cirrhose à laquelle nous avions eu affaire. Un certain nombre de fois, les données de l'anatomie macroscopique ont pu être confirmées par l'examen histologique.

Le cœur est assez souvent surchargé de graisse, ce qui tient bien évidemment aux habitudes alcooliques à peu près constantes chez le genre de malades que nous étudions. Nous avons noté cette particularité dans les observations I, II et XIV.

D'ordinaire, il n'y a pas d'hypertrophie de l'organe.

Deux fois seulement nous l'avons rencontrée : dans un cas (obs. II), le cœur pesait 345 grammes ; dans l'autre (obs. III), il en pesait 500. Nous voyons d'ailleurs M. le professeur Potain insister dans une de ses leçons cliniques (1) sur une hypertrophie cardiaque semblable chez une femme atteinte d'une augmentation de volume du foie de nature indéterminée, et placer le premier phénomène sous la dépendance du second.

La consistance est presque toujours molle. Le cœur est flasque et s'étale sur la table lorsqu'on l'y dépose.

A l'ouverture de ses cavités, on trouve des caillots en plus ou moins grande abondance. Quelquefois (obs. III), ils sont granuleux et se sont manifestement formés pendant la vie. On conçoit qu'alors ils auraient pu être

(1) Gazette des hôpitaux, 1879, p. 850.

lancés dans le courant circulatoire et produire des infarctus, comme il a dû arriver dans le cas de l'observation VII.

Après avoir enlevé ces caillots, on remarque parfois que l'endocarde et la tunique interne de l'aorte offrent une rougeur assez accentuée. Mais il n'existe aucune altération à l'œil ni au doigt dans le degré de poli de ces surfaces, et on peut affirmer qu'il s'agit ici d'une simple imbibition cadavérique.

Les cavités ventriculaires, surtout la droite, sont dilatées. Ce fait est déjà signalé par Frerichs; on le trouve très fréquemment mentionné dans ses observations. Il est indiqué aussi par M. Rendu pour ce qui concerne la cirrhose hypertrophique. Il faudrait qu'on le controlât mathématiquement, en mesurant la capacité des ventricules et l'épaisseur de leurs parois. Nous l'avons simplement constaté *de visu* dans les observations I et VII.

Nous avons deux fois mesuré les orifices auriculo-ventriculaires et artériels (obs. II et VII). Ils avaient leurs dimensions parfaitement normales. Cependant chez une femme (obs. XVIII), M. Cornil a trouvé 13 centimètres à l'orifice tricuspidien au lieu de 107 millimètres, chiffre habituel chez ce sexe.

Le pourtour de ces orifices, ainsi que le tissu des valvules et la surface interne de l'aorte, étaient dans la plupart des cas indemnes de toute altération. Trois fois seulement il existait des lésions minimes dont il n'y a pas eu à tenir compte, soit que le souffle eût absolument manqué à une époque où certainement elles devaient déjà exister (obs. VII), soit qu'elles ne répondissent nullement aux phénomènes constatés pendant la vie à l'auscultation (obs. XVI).

La coupe du tissu cardiaque le montre quelquefois un peu jaunâtre, quand il y a eu un ictère assez intense et de longue durée. Ailleurs, le myocarde a une teinte feuille-morte et présente une grande friabilité (obs. XVI). Nous pensons que, presque toujours, il existe plus ou moins de dégénérescence graisseuse ou de prolifération conjonctive entre les fibres musculaires.

Avant de terminer l'autopsie, nous nous sommes toujours assurés que les autres organes n'offraient aucune lésion suffisante pour avoir retenti sur le centre circulatoire.

CHAPITRE III

PHYSIOLOGIE PATHOLOGIQUE

En publiant les résultats de leurs recherches, les auteurs qui ont trouvé quelque phénomène anormal du côté du cœur dans les affections hépathiques, ont présenté en même temps une explication de ce phénomène.

C'est ainsi que M. Gangolphe, dans sa thèse, et M. Fabre dans ses leçons, indiquant l'existence d'un bruit de souffle à la pointe dans les ictères, ont soutenu que ce souffle était le produit d'une insuffisance fonctionnelle de la valvule mitrale. D'après eux, les acides et les sels biliaires, et non pas le pigment, agissent soit directement, soit par l'intermédiaire du système nerveux, sur les muscles papillaires ; ces petits muscles sont alors plus ou moins complètement paralysés ; c'est à leur défaut d'action, bien plutôt qu'à l'atonie et à la dilatation paralytique de la paroi ventriculaire elle-même, qu'est due l'insuffisance valvulaire.

Or, nous avons observé le souffle cardiaque chez des individus dont le foie était malade, mais qui n'avaient pas trace d'ictère. L'action des acides et des sels biliaires sur la fibre musculaire du cœur ne pouvait être alléguée.

De plus, le souffle n'a pas toujours eu son siège à la pointe, foyer des bruits mitraux. Nous ne l'y avons trouvé que dans sept cas.

Enfin, nous avons observé d'autres phénomènes, tels que l'exagération du deuxième bruit pulmonaire, le pouls veineux, le souffle vasculaire, qui ne sont pas explicables par une insuffisance mitrale simple.

M. le professeur Potain, ayant trouvé dans les affections du foie des phénomènes cardiaques différents de ceux annoncés par M. Gangolphe, proposa aussi une interprétation différente. Il rencontrait un accroissement des dimensions transversales du cœur avec déviation de la pointe en dehors sans abaissement, une exagération du deuxième bruit à l'artère pulmonaire, un bruit de galop spécial, quelquefois même un souffle tricuspidien avec pouls veineux jugulaire et pulsations hépatiques, enfin un pouls radial mou et dépressible. Il en concluait qu'il y avait augmentation de tension dans l'artère pulmonaire et dilatation consécutive du cœur droit, allant jusqu'à produire l'insuffisance fonctionnelle de la valvule tricuspide. Mais d'où vient cet excès de tension dans l'artère pulmonaire? Le savant clinicien l'attribua d'abord à une constriction des artérioles de la petite circulation irritées par le passage d'un sang chargé de matériaux biliaires.

Depuis, ayant vu que les mêmes phénomènes existaient aussi dans des cas où l'ictère faisait défaut, où même il ne s'agissait pas d'une affection du foie, mais de l'estomac, il a pensé que le spasme vasculaire devait plutôt être le résultat d'un réflexe parti de l'organe malade et venant exciter les vaso-moteurs des artérioles pulmonaires.

On a cherché quelle pouvait être la voie suivie par ce réflexe. La voie centrifuge ne peut être que les filets du grand sympathique; car il résulte des expériences de M. Brown-Séquard et de celles de M. Franck que c'est ce nerf, et non pas le pneumogastrique, qui fournit les vaso-moteurs du poumon. D'après ces expérimentateurs, ceux-ci ont leur point de départ dans le premier ganglion thoracique.

Quant à la voie centripète, la clinique prouve que, si elle peut être dans le pneumogastrique, elle est certainement aussi dans le sympathique, puisqu'on a vu des troubles cardiaques analogues à ceux des affections gastro-hépatiques survenir dans des cas de lésions des ligaments larges. D'autre part, l'expérimentation physiologique démontre que ce sont les filets sympathiques qui se détachent de la région cervico-dorsale de la moelle, et la moelle cervicale elle-même, qui conduisent les impressions eisodiques jusqu'au bulbe et à la protubérance, où s'opère la réflexion (expériences de MM. Arloing et Morel faites à Lyon dans le laboratoire de M. le professeur Chauveau, 1879).

Lorsque M. Teissier fils présenta au Congrès scientifique de Montpellier (1879) des observations confirmant les faits déjà avancés par M. Potain, MM. Lanceraux et Teissier père objectèrent que les diathèses et les intoxications qui agissent sur le foie, l'alcoolisme par exemple, pouvaient bien du même coup atteindre le cœur et provoquer des altérations ou des troubles primitifs de ce viscère, sans qu'il fallût absolument subordonner les affections d'un organe à celles de l'autre. Tout récemment, dans une thèse faite sous l'inspiration de M. Debove, M. Guyot (1) attribue l'hypertrophie du cœur dans la néphrite interstitielle à une altération primitive du myocarde, développée sous la même influence générale que l'affection rénale. C'est peut-être une idée analogue qu'on voudrait émettre touchant les faits qui nous occupent. Toutefois, il faudrait de nouvelles recherches pour la faire accepter.

Nous sommes bien convaincu, en effet, que l'état cachectique dans lequel tombent assez rapidement les cirrhotiques, que la stéatose de leur myocarde sont des causes adjuvantes très puissantes de la dilatation du ventricule droit. Mais, en admettant que, même à elles seules, elles suffisent à la produire, celle-ci n'atteint pas des proportions capables d'empêcher l'occlusion parfaite de l'orifice auriculo-ventriculaire. L'insuffisance tricuspidienne fonctionnelle, indépendante de toute lésion cardio-pulmonaire, n'est pas, que nous sachions, si commune par le fait seul d'une cachexie. Or, plusieurs signes nous l'ont nettement indiquée dans un bon nombre de cas.

On nous objectera que, d'après les mesures que nous avons obtenues, l'orifice auriculo-ventriculaire droit

(1) Sur les troubles cardiaques dans la néphrite interstitielle et la cause de l'hypertrophie du cœur dans cette maladie. Thèse de doctorat, Paris, 1880.

possédait ses dimensions normales, à part le cas de l'observation XVIII, où il avait 13 millimètres dans sa circonférence. Mais les deux malades, dont nous avons mesuré le cœur après la mort, avaient présenté des signes cardiaques autres que ceux de l'insuffisance tricuspidienne et susceptibles, ainsi que nous le verrons plus loin, d'une interprétation différente. D'autre part, M. le professeur Potain a clairement expliqué (1) comment la valvule triglochine peut devenir incapable de produire une occlusion complète, par le seul fait de l'éloignement du point d'insertion des muscles papillaires sur la paroi du ventricule, ce qui arrive lorsque cette cavité est distendue et rendue globuleuse sous l'influence d'une grande quantité de sang accumulée dans son intérieur ?

La tension exagérée du sang dans l'artère pulmonaire ne produit pas seulement la dilatation du ventricule droit ; elle en amène aussi parfois l'hypertrophie, ainsi que nous l'avons observé dans deux cas. Cette modification, en quelque sorte compensatrice, est plus rare, le cœur droit cédant d'ordinaire aux obstacles qu'on lui oppose plus souvent qu'il n'en triomphe.

Nous nous étonnons de n'avoir pas rencontré plus fréquemment l'hypertrophie du cœur gauche. Il doit cependant éprouver une certaine résistance à faire pénétrer le sang, non seulement dans le foie, dont les artérioles sont plus ou moins comprimées ou effacées, mais encore dans les autres divisions du tronc cœliaque

(1) Dictionnaire encyclopédique, article Cœur, page 644.

et dans les artères mésentériques où le sang doit progresser avec peine, ayant une voie d'écoulement difficile par la veine-porte.

En résumé, l'accroissement de la tension sanguine dans le champ de l'artère pulmonaire, la dilatation et parfois l'hypertrophie des cavités droites, l'insuffisance de la valvule tricuspide nous paraissent rendre très bien compte d'une grande partie des phénomènes observés : exagération du deuxième bruit pulmonaire, dédoublement du deuxième bruit, souffle tricuspidien, pouls veineux jugulaire, pulsations hépatiques, pouls radial mou et dépressible. Ces divers agents ont très probablement aussi leur part dans la production de l'œdème parfois si considérable qu'on rencontre chez certains malades. Ils nous paraissent bien capables d'avoir engendré, en s'exagérant à un moment donné, les accidents asystoliques que nous avons cités plus haut.

Le bruit de galop, dont nous avons eu un exemple, est peut-être un peu plus difficile à expliquer. D'après M. Franck (1), le bruit surajouté qui sert à le constituer, viendrait se placer en un moment très variable de la révolution cardiaque, ce qui rendrait son interprétation fort délicate. Chez le malade que nous avons observé, ce bruit surajouté était nettement présystolique. Analogue à celui de la néphrite interstitielle, le rhythme de galop d'origine hépatique est pour nous, au moins dans le cas dont nous parlons, causé par une hypertrophie de l'oreillette qui, à la fin de la diastole, distend

(1) Loc. cit.

brusquement la ventricule en y lançant une ondée sanguine et le projette avec une certaine force contre la paroi thoracique. Ici, c'est sans doute l'oreillette droite qui est hypertrophiée, tandis que c'est la gauche dans le cas d'affection rénale (Potain).

Cette théorie de la dilatation cardiaque dans les cirrhoses nous satisfait pour une partie des symptômes observés, il en reste quelques-uns auxquels elle ne peut s'appliquer. Rappelons-nous, en effet, qu'un certain nombre de fois, le souffle siégeait, soit au foyer mitral, soit à l'aortique, soit même au pulmonaire. De plus, nous avons trouvé assez souvent un souffle dans les vaisseaux du cou.

Dira-t-on que les souffles n'ont pas toujours leur maximum d'intensité là où le veut l'anatomie, le cœur étant déplacé par le fait de l'épanchement? qu'il existe des conditions de propagation de ces bruits qui les font entendre avec leur plus grande netteté à une certaine distance de leur foyer de production? qu'enfin, il faut les considérer comme des souffles tricuspidiens? Oui, mais il faut trouver en même temps sur le malade les autres signes de l'insuffisance tricuspidienne, et il arrive presque toujours alors que ces signes font défaut.

Croira-t-on plutôt à une endocardite intercurrente ne se traduisant par d'autres signes que par un souffle? Cette endocardite devra laisser sur les valvules quelques traces de son passage, que l'on retrouvera à l'autopsie. Or, dans l'observation XVII, où l'on avait cru précisément à cette complication, l'examen anatomo-pathologique, fait par M. le professeur Hayem, n'a rien révélé de semblable ; il en a été de même dans nos autres observations.

Force est donc bien de chercher une autre interprétation. Nous avons cru rationnel de rapporter à l'anémie ces phénomènes que n'expliquait pas la dilatation cardiaque.

Ce ne sont pas les malades, chez lesquels il existe une diminution dans la quantité totale du liquide sanguin, qui présentent d'ordinaire des souffles anémiques. Ce sont, au contraire, ceux chez lesquels ce liquide a une densité inférieure à la normale. Il résulte des analyses d'Andral qu'il y a toujours du souffle vasculaire quand la proportion des globules descend au-dessous de 80 pour 100. « L'intensité du souffle, dit-il, est généralement subordonnée au degré de l'abaissement du chiffre des globules. »

Notre savant maître, M. Quinquaud, a trouvé dans la cirrhose atrophique (1) que le chiffre de l'hémoglobine, au lieu de 125 grammes (homme), ou de 120 grammes (femme), pour 1000 grammes de sang, était descendu à 63 gr. 50, c'est-à-dire qu'il était réduit de moitié.

D'autre part, un de nos collègues, G. Laurand, a bien voulu faire la numération des globules, à l'aide de l'hématimètre Hayem, chez deux malades que nous avions en observation. Chez l'un (obs. V), il a trouvé 2,898.000 de globules rouges par millimètre cube, et chez l'autre (obs. VI) 3,267,750. Il y a donc dans la

(1) Quinquaud. Parallèle entre les lésions hématiques de maladies diverses. Archives de médecine, 1879, II, p. 303.

cirrhose une diminution assez notable des éléments figurés du sang.

Nous voyons encore cette diminution signalée dans l'obs. XVIII où M. Lépine trouva 16,000 de globules rouges dans un cas de cirrhose hypertrophique, ainsi que dans l'obs. VIII, où notre collègue Leduc nous a affirmé avoir trouvé à plusieurs reprises un résultat semblable.

D'ailleurs, tout concourt à prouver que la cirrhose est une dyscrasie à tendance hydrémique : la facilité avec laquelle les malades s'œdématient, la production dans certains cas (obs. II et VII) d'hydrocéphalie et d'œdème cérébral à la période ultime, enfin le facies presque toujours pâle et d'une teinte terreuse. Ajoutons que souvent des hémorrhagies viennent accroître encore cette hypoglobulie.

D'autre part, les souffles que nous avons trouvés chez les cirrhotiques, en dehors de l'insuffisance tricuspidienne, avaient bien les caractères des souffles anémiques. — Assez souvent, il y avait en même temps un souffle au cœur et un autre dans les vaisseaux du cou. — L'un et l'autre avaient un timbre variable, généralement doux. — Leur intensité différait suivant les moments et suivant les jours. Le souffle cardiaque pouvait même quelquefois disparaître. Dans un cas (obs. XII), on a attribué ce fait à la ponction. Peut-être, en effet, la reproduction rapide du liquide, en soustrayant au sang une certaine quantité d'eau, le rendait-elle plus dense et supprimait-elle le souffle du même coup. — Enfin, leur siége n'était pas toujours le même. Et, en effet, tandis que le plus grand nombre des auteurs placent le souffle de l'anémie à l'orifice aortique, d'autres (Vulpian et Dechambre) le localisent à la pointe, d'autres encore (Constantin Paul), au foyer pulmonaire; enfin, on sait que M. le professeur Parrot indique au foyer tricuspidien le souffle de la chlorose, mais il est juste d'ajouter qu'il croit dans ces cas à l'insuffisance de la valvule. — Comme il arrive dans l'anémie, nous avons vu aussi le maximum d'intensité du souffle se déplacer chez un même malade.

Il nous faut donc conclure en admettant que les phénomènes anormaux qu'on observe dans les cirrhoses, du côté du cœur et des vaisseaux peuvent, reconnaître deux ordres de causes : tantôt il s'agit d'une dilatation mécanique du ventricule droit, avec ou sans insuffisance tricuspidienne; tantôt c'est l'altération du sang, l'hypoglobulie, qui est surtout en jeu et provoque des symptômes spéciaux. Il est possible, il est même probable, que les deux influences peuvent s'exercer en même temps et s'ajouter l'une à l'autre, car il nous est arrivé de rencontrer chez le même sujet, en même temps que le pouls veineux jugulaire, le souffle dans les vaisseaux du cou.

CHAPITRE IV.

APPLICATIONS AU DIAGNOSTIC, AU PRONOSTIC ET AU TRAITEMENT.

Lorsque le *diagnostic* de cirrhose du foie a été porté sur un malade et qu'il ne reste aucune place au doute, les modifications qui peuvent se produire du côté du cœur passent le plus souvent inaperçues. Rien, en effet, ne provoque l'attention du clinicien. A moins qu'un pouls veineux très manifeste n'attire ses regards, ou qu'il tienne à avoir une connaissance complète de l'état de tous les appareils, chez son malade, pour en rédiger l'observation minutieuse, il laisse le plus habituellement ignorés ces divers phénomènes dont il croit n'avoir aucun motif de se préoccuper. D'ailleurs, les troubles graves que peut amener la dilatation cardiaque d'origine hépatique ayant paru, jusqu'à présent du moins, assez exceptionnels, et, de plus, la cirrhose étant une affection à évolution fatale et sur laquelle la thérapeutique n'a que bien peu de prise, ce diagnostic imparfait n'entraîne guère de conséquences sérieuses au point de vue du pronostic et du traitement. Nous croyons pourtant, — et nous en donnerons plus loin la raison, — qu'on a tout avantage à ce qu'il soit complété. Disons d'ailleurs que, dans un grand nombre de cas, cela nous paraît, sinon facile, du moins très possible.

Cependant, il est quelques erreurs qu'on peut commettre et que nous ne devons pas manquer de signaler.

D'abord, le dédoublement du deuxième bruit, que l'on entend parfois, peut être simplement un de ces dédoublements normaux que M. le professeur Potain a le premier décrits en 1866. Dans ce cas, il s'entendrait seulement à la fin de l'inspiration et au début de l'expiration.

Si on le perçoit aussi bien à la fin de l'expiration et au commencement de l'inspiration, c'est qu'il s'agit d'un dédoublement pathologique.

Les frottements qui se produisent entre la plèvre et le péricarde sont modifiés par les grandes inspirations. Quant aux véritables frottements péricardiques, ils ont des caractères que tout le monde connaît : absence de siège d'élection, foyer circonscrit, pas de propagation, timbre spécial, intensité modifiée par l'attitude du malade et la pression du stéthoscope, défaut de synchronisme parfait avec les bruits normaux.

Il nous paraît difficile de confondre ces divers frottements avec les souffles variés que nous avons indiqués plus haut.

Les souffles extracardiaques sont bien plutôt de nature à en imposer. M. Potain croit même (1) qu'à cause

(1) Progrès médical. Compte rendu du Congrès scientifique de Montpellier, 1879, p. 725.

de la facilité de cette confusion, la valeur séméiologique du souffle tricuspidien est considérablement diminuée. Cependant, quand le bruit anormal n'est pas modifié par les mouvements respiratoires, qu'il coïncide bien exactement avec le premier bruit, sans être, comme le disait Gubler, à cheval sur lui, qu'enfin il garde ses mêmes caractères d'intensité et de timbre dans la position assise ou debout que dans le décubitus horizontal, ainsi que nous l'avons constaté dans les obs. II et V, il nous paraît au moins probable qu'il est d'origine intra-cardiaque.

Une lésion organique concomitante des valvules ou des orifices du cœur peut donner lieu à plusieurs des divers symptômes que nous avons décrits. Ce sont surtout les affections mitrales et le rétrécissement aortique qui pourraient induire en erreur. Or, en ce qui concerne les premières, auxquelles on pourrait croire lorsque le souffle au premier bruit a son maximum à la pointe (obs. VIII), ou qu'il existe un dédoublement du deuxième bruit, outre que le sujet aura eu presque toujours auparavant une maladie capable d'altérer l'endocarde, il existera un désordre très évident dans ses battements cardiaques ; son pouls sera irrégulier, inégal ou intermittent; enfin l'auscultation du poumon révélera des signes de congestion et d'œdème. Si, au contraire, c'est à un souffle de la base qu'on a affaire, en supposant qu'il fût symptomatique d'un rétrécissement aortique (ainsi que nous l'avions cru chez la malade de l'obs. I.), il y aurait hypertrophie plus considérable du ventricule gauche, frémissement cataire à la palpation et affaiblissement du deuxième bruit aortique.

Une affection aiguë, mais surtout chronique, des poumons (emphysème, dilatation des bronches, etc.), en apportant une entrave à la petite circulation, peut amener une dilatation du cœur droit avec insuffisance tricuspidienne. Ces accidents peuvent coïncider avec la cirrhose. Aussi l'examen des poumons est-il de rigueur pour ne pas commettre d'erreur dans l'interprétation des phénomènes observés. Il suffit, d'ailleurs, pour affirmer ou infirmer l'opinion formulée.

Le bruit de galop des affections du foie pourrait être confondu avec celui qu'on entend dans la néphrite interstitielle, et il n'est pas rare de voir cette maladie, de nature scléreuse, coïncider avec la sclérose hépatique sous l'influence d'une même disposition générale de l'organisme. Or, ces deux rhythmes de galop, ainsi que l'a bien décrit M. Potain, diffèrent quant à leur siége, celui du mal de Bright s'entendant surtout à la pointe et le long du bord gauche du sternum, l'autre ayant, au contraire, son maximum à l'extrémité inférieure de cet os et vers l'épigastre. De plus, avec le premier coexistait une augmentation des dimensions verticales du cœur et un abaissement de la pointe, un pouls dur et tendu, des urines légèrement albumineuses, mais surtout claires et abondantes, enfin des phénomènes urémiques plus ou moins manifestes. Le bruit de galop des affections gastro-hépatiques s'accompagne d'un accroissement des dimensions transversales du cœur avec déviation de la pointe en dehors sans abaissement, d'un pouls mou et dépressible, d'une urine rare et foncée en couleur, et il n'existe guère de troubles fonctionnels sauf à la période ultime, qui soient imputables à l'intoxication urémique.

Une endocardite aiguë, survenant comme complication dans le cours d'une cirrhose, pourrait donner lieu à un souffle et même à une accentuation du deuxième ton pulmonaire. L'interprétation deviendrait extrêmement embarrassante, d'autant que les symptômes fonctionnels de ces endocardites aiguës secondaires sont à peu près nuls. Pourtant, l'élévation momentanée de la température s'accompagnant pendant quelques jours seulement d'une dyspnée plus intense et d'une sensation d'angoisse précordiale, la coïncidence d'un frottement péricardique avec le souffle, enfin la disparition assez rapide de tous les phénomènes, spontanément ou après l'application de quelques révulsifs, autoriseraient à pencher vers l'hypothèse d'une inflammation aiguë transitoire de l'endocarde.

Lorsqu'on est fixé sur la nature des troubles cardiaques observés et que l'on a droit de les rapporter à la cirrhose, on peut alors se demander s'ils sont symptomatiques de la dilatation du ventricule droit ou d'un état avancé de déglobulisation du sang. Nous avons déjà donné les éléments nécessaires pour résoudre le problème, en disant, dans le chapitre de la physiologie pathologique, que nous rattachions tous les phénomènes à l'excès de tension dans l'artère pulmonaire, en exceptant les souffles ayant leur maximum ailleurs qu'au foyer tricuspidien (pointe, foyers pulmonaire et aortique), ainsi que le souffle dans les vaisseaux du cou, que nous attribuons à l'anémie. Nous sommes convaincu, d'ailleurs, que les deux influences que nous venons d'indiquer peuvent être rencontrées sur le même malade et qu'on reconnaîtra aisément chacune d'elles à ses signes spéciaux.

Nous avons supposé jusqu'ici que le diagnostic principal, celui de la cirrhose, était bien établi. Il est des cas où, au contraire, le clinicien reste dans l'embarras à ce sujet et où cet embarras est même accru par le fait de la constatation des troubles cardiaques. Si le foie est gros, que l'œdème soit considérable, l'ascite peu abondante, et qu'avec ces phénomènes on trouve un souffle au cœur et un pouls veineux au cou, on renonce à l'idée de cirrhose pour se rejeter sur celle d'insuffisance tricuspidienne, et on recherche dans une lésion mitrale ou dans une affection pulmonaire la cause première des accidents. En vain, on nous objectera que la cirrhose avec hypertrophie du foie s'accompagne presque toujours d'ictère. Outre que cet ictère n'est pas constant, ne voit-on pas cette même coloration de la peau se produire plus ou moins intense dans des cas de foie cardiaque? L'urine offre alors, il est vrai, une réaction plutôt hémaphéique que biliphéique (Gubler), mais la présence du pigment biliaire n'est pas indispensable dans la cirrhose hypertrophique avec ictère léger. On doit donc dans ces circonstances se tenir sur ses gardes et ne pas conclure trop vite parce qu'on a trouvé quelque chose d'anormal au cœur. C'est une des applications utiles qui nous paraissent ressortir de notre travail.

Il est enfin des cas encore plus complexes où, sous l'influence d'une même cause générale telle que l'alcoolisme, les principaux organes de l'économie (cœur, foie, poumons) sont tous atteints à la fois et primitivement. Leurs lésions suivent une marche parallèle. L'un d'eux, devenant plus malade, réagit et exerce son influence sur les autres. C'est son état morbide qui dès lors paraît dominer la scène. Il ne faut pas cependant se prononcer trop vite, car on se trouve alors en présence d'un complexus morbide qu'il serait trop prétentieux de vouloir débrouiller.

La rareté des accidents asystoliques, comme dernier terme de l'insuffisance tricuspidienne d'origine hépatique, rend le *pronostic* de celle-ci peu sérieux en lui-même dans le plus grand nombre des cas. Pourtant il est probable que cette insuffisance contribue à augmenter l'œdème et les symptômes pénibles de dyspnée et d'oppression dont se plaignent les malades.

Les symptômes qui témoignent de l'hypoglobulie assombrissent peut-être davantage le pronostic en montrant que les malades sont arrivés à un état cachectique assez avancé.

Enfin, s'il nous est permis de formuler des déductions au point de vue de la *thérapeutique* de la cirrhose, nous dirons que, quelle que soit la stase veineuse et la gêne du retour du sang au cœur droit, il faut toujours se garder des émissions sanguines qui ne font qu'accentuer un état d'hydrémie à peu près constant.

Les divers toniques, mais surtout le quinquina et quelquefois même l'alcool à petites doses, bien qu'il ait pu avoir sa part dans la genèse de la maladie, doivent être employés. On y aura surtout recours dans les cas où les signes d'anémie prédominent. Pour remédier à la pléthore veineuse, quand elle est très marquée, on s'adressera aux diurétiques. D'ailleurs, cette médication évacuante est déjà réclamée par la gêne de la circulation porte ; mais si elle soulage les malades, il ne nous paraît guère probable qu'elle puisse agir sur la tension exagérée du sang dans l'artère pulmonaire, cause mécanique des principaux phénomènes.

OBSERVATIONS.

Observation I (personnelle).

Cirrhose atrophique. — Souffle systolique au premier bruit au foyer aortique. — Dilatation cardiaque sans lésion valvulaire.

Peignet (Marie-Anne), 58 ans, couturière, entrée le 5 février 1880, à l'hôpital Beaujon, salle Sainte-Monique, n° 17 (service de M. Gombault).

Pas de maladie grave antérieure.

Elle a commencé, il y a six mois, à éprouver des troubles digestifs et à maigrir. Depuis les premiers jours de décembre, ses jambes ont enflé, et elle prétend que son ventre n'a grossi que depuis un mois environ.

A son entrée, elle présente un ventre très volumineux. Les parois en sont très œdématiées; aussi est-il difficile d'explorer, soit par le palper, soit par la percussion, l'intérieur de la cavité abdominale. On constate néanmoins un certain degré d'ascite et surtout un tympanisme considérable. Autant qu'on peut en juger, la rate donne une matité assez étendue et le foie paraît, au contraire, diminué de volume. Mais ces deux points laissent un certain doute. On aperçoit peu de veines à la surface de l'abdomen, si ce n'est pourtant sur les parties latérales.

Les deux membres inférieurs sont considérablement tuméfiés, ainsi que les hanches et les parois du bassin.

Le pouls est petit, serré, mais égal et régulier. *On entend, le long de la partie supérieure du bord droit du sternum, un souffle systolique très net, légèrement rude, qui se propage dans les vaisseaux du cou.*

On le retrouve encore, mais très atténué, à la région de la pointe. Ce souffle, joint aux caractères du pouls, fait admettre l'existence, comme fait accessoire il est vrai, d'un léger rétrécissement aortique.

La malade tousse et l'on entend dans sa poitrine des râles de bronchite disséminés, mais plus nombreux aux bases.

L'urine retirée par la sonde, — car la malade urine sous elle continuellement, — ne contient pas d'albumine.

La malade a encore un certain embonpoint, bien qu'elle ait considérablement maigri, dit-elle. Sa peau est sèche, terreuse, ses conjonctives, un peu jaunâtres.

Le diagnostic de cirrhose atrophique parait le plus rationnel, quoique l'œdème des membres inférieurs semble surpasser celui qu'on trouve d'ordinaire dans cette affection. Pour s'assurer qu'il n'existe pas quelque tumeur pelvienne, impossible à atteindre par la paroi abdominale, on pratique le toucher vaginal, qui fournit un résultat négatif.

Traitement. — Eau-de-vie allemande et sirop de nerprun, ãã 15 gr.

Le 6. Pas de garde-robes. Lavement purgatif.

Le 7. Une seule selle, peu abondante.

Le 9. Une goutte d'huile de croton en deux pilules.

Le 10. La malade a eu plusieurs selles copieuses.

Le 13. Diarrhée continuelle depuis la dernière purgation; la malade a de l'incontinence de l'urine et des fèces.

Le 18. Le ventre ne diminuant pas de volume et de tension, et la dyspnée qui en résulte ne faisant que s'accroître, on fait une ponction qui donne issue à 5 litres de liquide ascitique. Le soir, la malade est soulagée, mais très faible. L'auscultation du cœur, difficile à cause de la dyspnée et des râles de bronchite, laisse encore entendre distinctement le souffle systolique de la base.

Le 19. Affaissement très marqué. Potion de Todd avec 2 gr. d'extr. de quinquina.

Le 20. Nous trouvons la malade dans un état comateux avec une respiration pénible.

Le 21. Mort à 1 heure du matin.

Autopsie le 22.

Foie : Il est petit, complètement enserré par une coque épaisse de fausses membranes qui l'unissent à tous les organes voisins. A la coupe, il est lardacé et présente les caractères les plus évidents de la cirrhose atrophique.

Un examen histologique de la pièce fait par M. Triboul, un des élèves du service, a montré qu'il s'agissait en effet du type classique de cette affection.

Rate : Elle est volumineuse et présente plus de consistance qu'à l'état normal.

Péritoine : Il contient en abondance du liquide ascitique un peu foncé en couleur. Çà et là, des fausses membranes d'ancienne formation unissent entre elles les anses intestinales.

Reins : La substance corticale est pâle, anémiée, et semble envahie par un commencement de dégénérescence graisseuse.

Poumons : Ils sont congestionnés, surtout vers les bords postérieurs et les bases. Il existe même dans ces régions des parties splénisées qui tombent au fond de l'eau.

Péricarde : Il contient une petite quantité de liquide.

Cœur : De volume normal, il présente un peu de surcharge graisseuse. Il est mou, flasque, et s'étale quand on le pose sur table. Le ventricule droit est manifestement dilaté. Les orifices n'ont pas été mesurés, mais ils n'ont aucune apparence de rétrécissement.

Tant à l'orifice auriculo-ventriculaire gauche qu'à l'aortique, les valvules sont saines et suffisantes. On n'observe rien d'anormal sur la tunique interne de l'aorte, ni dans l'infundibulum du ventricule gauche.

Ce qui nous avait le plus frappé chez cette malade, c'est l'œdème considérable des membres inférieurs comparé aux phénomènes assez modérés de stase dans le système porte. La dilatation du cœur, jointe à la stéatose de cet organe et facilitée par elle, etait sans doute la cause de cette particularité. Et, si la malade avait eu son souffle à la pointe, l'hypothèse d'une affection mitrale eût été très soutenable.

Observation II (personnelle).

Cirrhose atrophique. — Souffle au premier bruit au foyer aortique. — Légère hypertrophie cardiaque.

Beaudouin, 46 ans, homme de peine, entré le 2 février 1880 à l'hôpital Beaujon, salle Beaujon, n° 13 (service de M. Gombault).

Il y a deux ans, il a eu quelques douleurs dans les épaules.

Depuis deux ans, il est mal portant, digère difficilement. C'est depuis un mois seulement qu'il s'est aperçu que son ventre a augmenté de volume.

A son entrée, il présente tous les symptômes de la cirrhose vulgaire : l'ascite est considérable, les veines de l'abdomen modérément développées ; le foie est petit, la rate est volumineuse. Il existe en même temps une légère bronchite, et un œdème assez accentué des membres inférieurs.

A divers intervalles, on fait successivement 4 ponctions au malade qui, chaque fois, est profondément débilité pendant les premiers jours qui suivent, mais ne tarde pas à se relever. Les 2 premières fois, on évacue seulement les 2/3 du liquide ; les 2 dernières, la totalité.

Le 26 mars, douze jours après la dernière ponction qui avait été faite le 14, mon attention se porte vers l'examen du cœur.

La pointe bat dans le quatrième espace. L'auscultation, pratiquée avec le stéthoscope successivement au foyer des quatre orifices, y dénote un *souffle systolique* ; mais le *maximum* de ce souffle paraît être *à l'orifice aortique* (partie interne du troisième espace intercostal droit). Pas d'exagération du second bruit pulmonaire. Pas de bruit de galop épigastrique comme dans certains cas de lithiase biliaire. Souffle doux dans les vaisseaux du cou. En faisant asseoir le malade, le souffle ne paraît pas se modifier.

La dyspnée devenant menaçante à la suite de la reproduction rapide du liquide, on fait une 5e ponction le 2 avril.

Le 3. Le malade est affaissé. Potion de Todd avec 2 gr. d'extr. de quinquina.

Le 4. Etat comateux avec résolution des membres, comme si un épanchement rapide s'était fait dans l'encéphale.

Le 5. Le coma a disparu; le malade remue ses membres et peut même se lever pour aller aux cabinets. La faiblesse est toujours considérable. Potion de Todd avec 4 gr. d'extr. de quinquina.

Le 6. Nouvel assoupissement.

Le 7. Le malade meurt.

Autopsie le 9. — Le *foie* est d'un jaune grisâtre, granuleux, dur et comme lardacé à la coupe. C'est une cirrhose commune type. Cependant le foie pèse 1,630 gr.

La *rate* pèse 390 gr. Sa capsule fibreuse paraît épaissie.

Les *reins* sont sains.

Le *cœur* pèse 345 gr. Sur la face postérieure, de la pointe à la base des ventricules, il mesure 10 cent. de hauteur ; la circonférence de la base des ventricules est de 25 cent.

L'orifice mitral = 11 cent.

L'orifice aortique = 7 cent. 1/2.

L'orifice tricuspide = 12 cent.

L'orifice pulmonaire = 7 cent. 1/2.

Les parois du ventricule gauche ont une épaisseur de 18 millimètres ; celle du ventricule droit, de 5 millimètres.

Rien d'anormal dans les appareils valvulaires ; un peu de surcharge graisseuse sur la surface externe.

En résumé, un certain degré d'hypertrophie démontrée par le poids et portant sur les deux ventricules.

Dans l'*encéphale*, on remarque une grande quantité de liquide dans les ventricules. Rien de particulier sur la substance cérébrale elle-même, qui est généralement un peu molle.

Malgré l'hypertrophie du foie, nous considérons cette observation comme un exemple de cirrhose vulgaire, à cause de l'aspect tout à fait caractéristique de la coupe.

Notons ces accidents comateux qui ont précédé la terminaison. Nous les retrouvons dans l'observation VII.

Observation III (personnelle) (1).

Début de cirrhose atrophique. — Phénomènes asystoliques. — Dédoublement du deuxième bruit. — Hypertrophie du cœur.

« Le nommé Pradel, Bernard, âgé de 63 ans, cocher, entré le

(1) Cette observation a été lue à la Société clinique de Paris et publiée dans la France médicale, année 1879, p. 555.

25 mars 1879, à l'Hôtel-Dieu, salle Saint-Louis, n° 12, service de M. Fremy, suppléé par M. Quinquaud.

Pas d'affections pulmonaires dans ses antécédents de famille.

A l'âge de 23 ans, il a eu une pleurésie à gauche ; à 40 ans, il a eu deux côtes fracturées à droite. Quelques années plus tard, il aurait eu une congestion cérébrale. Enfin, il y a quatre ans, il paraît avoir eu une bronchite aiguë qui ne s'est pas complètement guérie. Depuis, il a continué de tousser, et, ces quatre derniers mois, il a été obligé de garder le lit. La dyspnée et la toux augmentant, il est entré à l'hôpital.

Lorsque nous l'examinons, l'oppression est intense ; la parole brève, entrecoupée ; il tousse par quintes et expectore avec beaucoup de peine quelques crachats muco-purulents mêlés de stries sanguines. Ses yeux sont ternes et rouges ; sa face bouffie ; ses lèvres violacées.

A la percussion, un peu de matité à droite et en arrière. A l'auscultation, expiration sifflante et prolongée dans toute l'étendue de la poitrine ; râles sous-crépitants à droite et en arrière.

Il existe un œdème notable des membres inférieurs et de la partie inférieure du tronc, ainsi que du membre supérieur droit. Le pouls est petit, un peu inégal. Le foie est animé de battements systoliques; mais il ne dépasse pas le rebord des fausses côtes. Le cœur présente une augmentation de sa matité transversale ; ses bruits s'entendent avec peine à cause des râles nombreux qui existent dans la poitrine et de la difficulté qu'éprouve le malade à suspendre sa respiration ; pourtant, il paraît y avoir un léger dédoublement du deuxième bruit. Quantité d'urine, 500 grammes; elle contient un peu d'albumine.

Le 29. Extension de l'œdème à l'abdomen. Râles sonores et sous-crépitants disséminés dans toute la poitrine. Urine, 1,250 grammes.

Le 31. Etat semi-comateux à pouls régulier, égal. Urine, 1,000 grammes.

Le 1er avril. Subdélirium ; pouls à 72 ; bruits du cœur toujours sourds et profonds. Urine d'un brun foncé ; 500 gr. qui contiennent 9 gr. 45 d'urée. On prescrit du café noir et une saignée de 80 grammes.

Le 2. Amélioration notable : le malade répond bien aux questions qu'on lui adresse ; il respire plus facilement ; ses crachats sont visqueux, avec quelques stries sanglantes. On entend de gros râles dans toute la poitrine. Le pouls est à 100 ; l'urine, moins rouge, contient 20 gr. 26 d'urée pour 900 gr.

Le 4. Mort à 5 heures du matin.

Autopsie.—Le 5. A l'ouverture du thorax, léger épanchement séro-sanguinolent dans les deux plèvres. Le poumon droit contient dans la partie postérieure du lobe inférieur un noyau ramolli lie de vin. Le poumon gauche renferme aussi dans son bord antérieur, au niveau du cœur, un infarctus conoïde au niveau duquel la plèvre est épaissie. Pas d'emphysème ; pas trace de tubercules.

Le cœur pèse 500 grammes. L'hypertrophie est générale ; elle porte à la fois sur les deux ventricules. Les cavités sont remplies de caillots noirs et mous ; on trouve pourtant dans le cœur droit quelques caillots fibrineux assez consistants.

Les valvules aortiques sont suffisantes et saines ; l'aorte est également parfaitement saine. Rien à l'orifice pulmonaire; valvules mitrales saines.

Les reins sont normaux. Mais le foie est légèrement atrophié : au lieu de 1,400 grammes (poids normal), il pèse 1,040. Il est dur et légèrement résistant à la coupe, et à l'œil nu son tissu paraît assez nettement sillonné par des tractus déliés de tissus fibreux. L'examen microscopique n'a pas été fait.

« *Réflexions.* — Quel a été dans ce cas l'enchaînement des lésions et quelle a été la cause de la mort?

D'abord, de quoi dépendait l'hypertrophie du cœur? Nous nous attendions, nous devons l'avouer, à trouver des lésions cardiaques, aortiques ou pulmonaires, capables de l'expliquer. Ces lésions nous ont paru faire totalement défaut. Les reins ne peuvent être mis en cause : ils étaient sains. S'agit-il de ce qu'on a appelé l'hypertrophie primitive? La chose est possible, mais nous ne devons pas oublier quel était en même temps l'état du foie de cet homme. Nous l'avons trouvé atrophié, légèrement scléreux. Etait-ce là une simple coïncidence, ou bien pourrions-nous voir dans cette hypertrophie cardiaque une conséquence de l'atrophie hépatique; de même qu'on la voit se produire dans l'atrophie rénale?

Quant à la cause immédiate de la mort, nous croyons la trouver à la fois dans cette surcharge graisseuse du cœur et ces infarctus pulmonaires qui ont été constatés à l'autopsie. »

Obs. IV (personnelle). — Cirrhose atrophique (?). — Souffle au premier bruit au foyer tricuspidien.

Nicholson (Robert), 32 ans, artiste peintre, entré le 12 janvier à l'hôpital Beaujon, salle Beaujon, n° 9 (service de M. Gombault).

Son père buvait beaucoup ; il est mort probablement de cirrhose (ventre enflé).

Lui-même a commencé, dès l'âge de 8 à 9 ans, à boire beaucoup de rhum dans du thé. Plus tard, devenu journaliste, il lui est arrivé d'en boire jusqu'à un litre et même un litre et demi en 24 heures, pour travailler plus facilement la nuit, disait-il.

Dans un voyage en Afrique, il a eu des fièvres intermittentes. Depuis, il ne s'en est jamais ressenti.

Pas de rhumatisme, si ce n'est quelques douleurs vagues ; pas de fièvres éruptives, pas de syphilis.

Il y a trois ans environ, il a commencé à trembler. Il avait assez souvent des épistaxis peu abondantes. Son tremblement s'est graduellement accentué. Vers les premiers jours de janvier, il s'y est joint du délire, et le 12 il entre à l'hôpital en plein accès de delirium tremens.

On est obligé de lui mettre la camisole de force pour le maintenir. — Julep avec 4 grammes de chloral.

Le 13. Le malade est plus calme. L'examen des divers organes ne révèle rien d'anormal, si ce n'est que le foie est un peu volumineux. Les bruits du cœur sont parfaitement normaux. L'embonpoint est moyen; la peau est sèche, brune, mais sans aucune teinte ictérique. Les urines sont fortement colorées. — Potion de Todd. Chloral, 3 gr.

Le 14. Le délire a complètement cessé. Le malade a recouvré la raison et répond aux questions qu'on lui adresse. —Chloral, 2 gr.

Le 16. On supprime la potion de Todd, à cause de la persistance de l'hypertrophie hépatique.

Le 21. Etat fébrile dans la journée d'hier, s'accentuant le soir; céphalalgie; insomnie. — Calomel, 0,50 centig.

Le 22. On constate un ictère très accentué, qui s'est développé depuis la veille. Le foie est très volumineux; il dépasse d'environ trois travers de doigt le rebord des fausses côtes et remonte presque jusqu'au niveau du mamelon. La rate est également tuméfiée.

A partir de cette époque, outre la persistance de l'ictère, le malade a des épistaxis presque quotidiennes et assez abondantes.

1er février. Il se plaint d'un peu d'oppression. Le ventre est un peu volumineux; tympanite, matité tout à fait dans les parties déclives.

Le foie et la rate sont toujours hypertrophiés; cependant le foie paraît avoir un peu diminué de volume. Râles fins à la base des deux poumons.

Les épistaxis continuent. Pouls normal.

Les battements du cœur sont exagérés, tumultueux. Les claquements valvulaires ont augmenté d'intensité. — Régime lacté. Iodure de potassium, 1 gr.

Le 5. La matité du ventre est beaucoup plus étendue; le flot ascitique n'est plus douteux.

Le réseau veineux superficiel de la paroi est très développé. Depuis quelques jours, diarrhée intense, de temps à autre du mélæna. Pas d'hémorrhoïdes.

Le foie paraît avoir encore diminué, mais cette constatation est difficile à cause de l'augmentation de la quantité du liquide péritonéal.

Nos recherches se portent du côté du cœur. Pas de de voussure précordiale.

La palpation de la région précordiale ne révèle aucun frémissement particulier. Les battements sont toujours violents et précipités. La percussion ne révèle pas de dilatation cardiaque.

A l'auscultation, on constate *un léger souffle qui a son maximum le long du bord gauche du sternum, au niveau du quatrième espace intercostal.* Souffle doux dans les vaisseaux du cou.

Tous les jours, nous auscultons le malade et nous observons que le souffle augmente d'intensité d'une façon graduelle jusqu'à atteindre son maximum vers le 10, quatre jours après que nous l'avions remarqué pour la première fois.

A aucun moment, il n'y a eu d'œdème des membres inférieurs ni d'albumine dans l'urine.

Le 25. Le malade demande à quitter l'hôpital pour se soigner chez lui. Il a conservé sa teinte ictérique. L'ascite est toujours abondante. La diarrhée continue. Le souffle cardiaque est resté aussi intense et occupe le même siége.

Obs. V (personnelle).
Cirrhose atrophique — Souffle au premier bruit variable dans son siége.

Weingartner, 48 ans, ébéniste, entré le 10 mai 1880 à l'hôpital Beaujon, salle Beaujon no 9 (service de M. Gombault).

A eu une fièvre typhoïde compliquée de péritonite à 24 ans, la variole et une pneumonie il y a une quinzaine d'années. Jamais de rhumatisme ni de fièvres intermittentes.

Autrefois il buvait la goutte le matin. Il prend 1 litre et demi à 2 litres de vin par jour. De temps à autre, quelque petit excès de boisson.

Depuis trois ans il a des épistaxis peu abondantes, mais revenant deux ou trois fois chaque semaine.

Il y a trois semaines, il a été pris d'une diarrhée abondante avec une certaine quantité de sang mélangée aux matières. Cette diarrhée a un peu diminué depuis quelques jours. Mais les jambes ont commencé à enfler; et c'est pour cette raison que le malade entre à l'hôpital.

Etat actuel. — Œdème considérable des membres inférieurs s'étendant aussi à la région lombaire et à la paroi abdominale. Ventre très ballonné; un peu de liquide dans le péritoine, tympanisme considérable. Le réseau veineux superficiel de la paroi est très abondant.

Le foie, difficile à limiter par la percussion, paraît mesurer 8 centimètres sur la ligne mamillaire; il serait donc atrophié, mais la distension du ventre par les gaz rend cette notion douteuse.

La rate donne 6 centimètres de matité suivant la hauteur.

Hernie inguinale droite remontant à une dizaine d'années; début de hernie à gauche.

Un peu de diarrhée, appétit conservé, n'a jamais eu ni vomissements ni ictère.

Dyspnée légère, un peu de toux. Râles très peu nombreux et disséminés dans la poitrine.

Pouls un peu fréquent, mou et dépressible. Pointe du cœur dans le quatrième espace. On entend *au premier bruit un souffle peu intense, mais très net* dont le maximum est difficile à préciser. Pourtant, bien qu'on l'entende très distinctement an foyer aortique, il est peut-être un peu plus fort *à la pointe.* Souffle systolique dans les vaisseaux du cou.

Pas de pouls veineux jugulaire.

Urine un peu foncée, ne contenant pas d'albumine.

Le malade a perdu beaucoup de ses forces ; il a un peu maigri. Sa peau est sèche, un peu écailleuse et terreuse.

Le diagnostic le plus probable est celui de cirrhose atrophique ; pourtant on agite aussi ceux d'affection cardiaque et d'affection carcinomateuse du péritoine ou de l'intestin.

Traitement : Julep avec teinture de digitale, 15 gouttes ; vin de quin- quina

Le 20 mai. Les jambes sont presque désenflées. Le souffle cardiaque persiste toujours ; mais les phénomènes abdominaux ne se sont pas améliorés. Alternatives de diarrhée et de constipation. Ventre toujours très ballonné et contenant une plus grande quantité de liquide que le jour de l'entrée. On perçoit la sensation de flot caractéristique.

Le malade a toujours de temps en temps des épistaxis. — Suppression de la digitale, vin diurétique, 60 grammes.

Le 27. Apparition d'un érysipèle sur le nez et les joues. Un peu de fièvre. Pas de céphalalgie ni de vomissements. Léger engorgement ganglionnaire. — Eau de Sedlitz, 2 verres.

Le 31. La desquamation commence sur le nez; la rougeur diminue.

3 juin. Nouvelle poussée sur la joue et surtout sur l'oreille gauche qui est rouge et œdématiée. — Suppression du vin diurétique. Vin de quinquina, 125 gr.

Le 5. La rougeur est moins vive sur l'oreille gauche. L'oreille droite est un peu chaude et douloureuse.

Le 6, érysipèle sur la joue et l'oreille droite sans beaucoup de réaction générale.

Le 8, la rougeur diminue. Le malade se plaint d'avoir le ventre plus ballonné et de respirer difficilement. — Eau-de-vie allemande et sirop de nerprun, āā 15 gr.

Le 9, j'examine de nouveau le malade au point de vue de l'état du cœur.

La pointe du cœur bat dans le troisième espace intercostal, à 6 ou 8 centimètres du bord gauche du sternum, en dedans et au-dessus du mamelon. La paroi thoracique est soulevée très visiblement à chaque impulsion cardiaque. Pas de frémissement à la palpation. La matité absolue du cœur ne paraît pas dépasser à droite le bord gauche du sternum. On entend à la pointe un *souffle systolique*, assez fort, qu'on perçoit aussi, quoique atténué dans l'aisselle. Mais ce souffle a très certainement son intensité *maximum snr le bord gauche du sternum à la partie interne des quatrieme et troisieme espaces.* En ce dernier point on note également que le deuxième bruit est plus fort et mieux frappé que sur le point correspondant de l'autre côté du sternum. On entend peu ou pas le souffle systolique sur le bord droit de cet os, dans le point que je viens d'indiquer et qui est considéré comme le foyer des bruits aortiques.

La veine jugulaire externe est le siège d'un pouls veineux vrai.

Dans les vaisseaux du cou, on perçoit un souffle systolique assez fort, à timbre musical. En faisant asseoir le malade, on trouve que le souffle du cœur devient un peu plus intense que dans la position horizontale.

Les veines de l'abdomen sont très développées.

Le 16. On supprime le vin diurétique.

Le 17. Quantité d'urine, 700 gr.

Le 18. Urine, 700.

Le 19. Urine, 450.

Le 20. Quantité d'urine, 200 gr.; pas d'albumine. Œdème considérable de la verge et du scrotum. L'épanchement ascitique est extrêmement abondant; le ventre est tendu, volumineux.

La pointe du cœur bat dans le troisième espace intercostal à 7 ou 8 centimètres du bord gauche du sternum. Le souffle s'entend très bien à la partie interne du deuxième espace gauche. Pouls veineux systolique bien net. Souffle devenu un peu moins intense qu'auparavant dans les vaisseaux du cou.

Le 21. Ponction donnant issue à 4 litres 1|2 de liquide ascitique.

Le soir. Le souffle persiste avec la même intensité et dans le même point. Il en est ainsi du pouls veineux.

Le 22. Urine, 1,100. Le malade se trouve mieux.

Le 23. Vin diurétique, 30 gr.

Le 25. Œdème toujours considérable de la verge et du scrotum avec rougeur érythémateuse de ce dernier.

Le 26. Eau-de-vie allemande et sirop de nerprun, āā 15 gr.

Le 27. Il y a eu plusieurs selles très abondantes.

Le 28. Deux verres d'eau de Sedlitz.

Le 30. L'état du cœur est toujours le même.

Le malade est encore à l'hôpital.

Notons ici l'apparition de l'érysipèle facial dans le cours d'une cirrhose. Il en est fait mention également dans nos observations IX, XI et XV. C'est une complication assez fréquente, autant qu'il nous est permis d'en juger d'après les cas que nous avons vus; et l'allure cachectique de cet érysipèle prouve bien que la cirrhose produit au bout d'un certain temps une altération profonde du sang. D'ailleurs, on observe encore cet accident dans la maladie de Bright, où il suit une marche analogue.

Un autre fait nous a frappé dans cette observation. C'est la diminution graduelle dans la quantité des urines à mesure que la ponction devenait de plus en plus nécessaire, et l'augmentation assez rapide de cette sécrétion aussitôt la ponction pratiquée. M. Alb. Robin avait attiré notre attention sur cette particularité.

Obs. VI (personnelle).

Cirrhose atrophique. — Bruit de galop vers la pointe.

Marand (Léger), 31 ans, maçon, entré le 31 mai 1880 à l'hôpital Beaujon, salle Beaujon, n° 7 (service de M. Gombault).

Pas de renseignements importants sur ses ascendants. Un de ses frères est mort au bout de quelques jours à l'hôpital avec les jambes enflées.

A 30 ans, une scarlatine. N'a pas jamais eu ni rhumatisme. ni fièvres intermittentes, ni syphilis.

Il a toujours eu l'habitude de prendre de temps en temps un petit verre le matin à jeun, ou encore le vin blanc.

Il y a quatorze ans, il fut pris d'épistaxis qui se répétèrent plusieurs jours de suite avec une très grande abondance. Son ventre devint enflé. Il entre à Beaujon dans le service de M. Frémy, où il resta six mois.

Pendant ce temps, ses jambes furent aussi enflées. On lui ponctionna le ventre 4 fois.

Après la dernière ponction, le liquide s'était reproduit et on allait de nouveau lui donner issue, quand le ventre commença à diminuer de volume. Il revint graduellement à des dimensions moyennes et le malade put sortir de l'hôpital et reprendre son travail.

Il affirme n'avoir éprouvé aucun trouble dans sa santé jusqu'à ces derniers temps.

Vers le 20 mai, il s'est aperçu que son ventre enflait de nouveau et, le 31 mai, il est entré à l'hôpital.

A son entrée, il présente un développement considérable de l'abdomen, dont la peau fortement tendue est sillonnée, vers les parties latérales surtout, par des veines très développées. Le flot ascitique est manifeste. Il existe, en outre, un peu de tympanisme dans les régions épigastrique et ombilicale.

Le foie, mesuré par la percussion, donne 6 cent. seulement de matité sur la ligne mamillaire. Il ne remonte qu'à trois travers de doigt au-dessous du mamelon.

La rate donne 9 cent. 1/2 de matité suivant une ligne un peu oblique en bas et en avant. Elle remonte jusqu'à la ligne horizontale passant par le mamelon.

Le malade a conservé un certain appétit. Il n'a jamais eu de vomissements, même de pituites. Ses selles sont assez régulières, non diarrhéiques.

Les jambes sont un peu enflées; mais il s'agit d'un œdème dur avec épaississement et induration chronique du derme. Le scrotum et la verge sont infiltrés.

Le pouls est régulier, égal, et présente une certaine résistance sous le doigt. La radiale est athéromateuse.

La pointe du cœur bat visiblement dans le cinquième espace intercostal, un peu au-dessous et en dedans du mamelon. Aucune sensation spéciale à la main. — La matité cardiaque ne dépasse pas le bord gauche du sternum. — A l'auscultation on entend *à la pointe et à la partie in-*

terne du quatrième espace intercostal gauche (*foyer tricuspidien*) *un bruit de galop* assez manifeste. En tenant le pouls en même temps qu'on ausculte, on se rend bien compte que ce bruit est constitué par l'addition avant le premier bruit normal d'un bruit supplémentaire. l'oreille rend bien mieux compte de ce qui se passe ici que le stéthoscope. Le deuxième bruit est normal dans cette région. A la base on entend encore le bruit de galop mais très atténué. J'ai recherché, sans arriver à un résultat certain, si le deuxième bruit était plus fort au foyer pulmonaire qu'à l'aortique.

Je n'ai pas entendu de souffle dans les vaisseaux du cou.

La veine jugulaire externe est animée de battements systoliques, qui persistent lorsqu'après avoir vidé la veine de haut en bas, on applique le doigt à la partie supérieure pour empêcher le sang venant de la tête d'y arriver. Ces battements sont assez irréguliers et surtout inégaux. Cependant on voit presque toujours un léger soulèvement se produire d'abord, suivi presque aussitôt d'un soulèvement plus considérable répondant à la systole cardiaque.

Le malade n'a eu d'autre hémorrhagie que des épistaxis peu abondantes se reproduisant tous les mois ou tous les deux mois. Pas d'hématémèse, pas de mélæna, pas d'hémoptysie.

Le malade tousse un peu. En avant, respiration puérile aux deux sommets. En arrière, râles ronflants dans presque toute l'étendue, aux bases surtout ; à droite, quelques râles muqueux.

Urines un peu plus colorées qu'à l'état normal. Pas d'albumine.

L'état général est assez satisfaisant, à part une certaine dyspnée due à l'abondance de l'épanchement ascitique. Le malade est maigre, mais il prétend n'avoir jamais eu beaucoup d'embonpoint.

Traitement : Vin de quinquina, 60 gr.; vin diurétique, 30 gr.

Le 6 juin. Jalap et scammonée, āā 0,50 centigr. — Très peu d'effet purgatif.

Le 9. Eau-de-vie allemande et sirop de nerprun, āā 15 gr.

Le 10. Il y a eu la veille une évacuation abondante. Malgré cela, l'ascite augmente.

Le 12. Le bruit de galop est toujours bien manifeste. L'épanchement paraît s'accroître.

Le 14. Ponction (5e) donnant issue à 7 litres et demi de liquide ascitique. Il en reste encore une grande quantité qu'on laisse à dessein. Avant la ponction, j'ai contrôlé de nouveau les différents signes physiques concernant le cœur. Le deuxième bruit m'a paru un peu mieux frappé à droite qu'à gauche du sternum dans la région de la base. Le pouls veineux n'est pas interrompu par la suspension des mouvements respiratoires. Il devient pendant ce temps égal et régulier. On se rend très bien compte qu'il est constitué par deux soulèvements successifs répondant à la contraction successive de l'oreillette et du ventricule. Il est donc à la fois présystolique et systolique ; il prouve en même temps l'hypertrophie de l'oreillette et l'insuffisance tricuspidienne.

Le soir, les phénomènes cardiaques n'ont pas changé. Le foie peut être senti sous les fausses côtes à la partie la plus externe de l'hypochondre. En haut, la limite de sa matité paraît plus élevée. La rate s'est abaissée. On en sent aussi le bord inférieur. Sa matité donne environ 10 à 11 cent. de hauteur.

Le 15. Deux verres d'eau de Sedlitz. Julep avec 2 gr. d'extrait de quinquina à la place du vin de quinquina.

Le 17. Urine = 350.

Le 19. Urine = 300 ; densité = 1032.

Le 20. Urine = 400 ; densité = 1039.

Le 21. Urine = 500 ; densité = 1024.

Le 25. Vin diurétique, 30 gr.

Le 26. Eau-de-vie allemande et sirop de nerprun, ãã 15 gr.

Le 28. Deux verres d'eau de Sedlitz. Urine = 700.

Le 30. L'état du cœur est toujours le même.

Le malade est encore à l'hôpital.

Un point curieux à noter dans cette observation, c'est cet arrêt des symptômes, cette amélioration même, pendant une période de 14 ans. Ceci, joint à l'état général du malade, au peu de développement de l'œdème des membres inférieurs, à l'absence de souffle vasculaire, doit faire considérer cette forme comme relativement moins grave et faire porter un pronostic plus rassurant en ce qui concerne la durée.

Obs. VII (recueillie dans le service de M. Guyot, avec le concours de mon collègue et ami Leduc, interne du service).

Cirrhose atrophique.— Souffle au premier bruit à la pointe. — Exagération du deuxième bruit pulmonaire.— Dilatation légère du cœur droit.

Lecointre (Simon), 52 ans, paveur, entré le 6 janvier 1880 à l'hôpital Beaujon, salle saint François, n° 13 (service de M. Guyot).

Excès alcooliques modérés (1 litre et demi à 2 litres de vin par jour; 1 ou 2 petits verres d'eau-de-vie). Pas de rhumatisme ni de scarlatine dans ses antécédents.

Depuis deux mois il a des pituites en se levant; son appétit est conservé; il n'a pas eu d'épistaxis; selles régulières, pas de mélæna.

Il tousse depuis un mois. Son ventre s'est mis à grossir depuis une dizaine de jours. Il n'a jamais eu de fièvre.

A son entrée, on constate de l'ascite, un développement considérable du ventre par des gaz; les veines de la paroi sont très apparentes, surtout sur les côtés; le foie est petit (8 cent. et demi sur la ligne mamillaire); la rate est augmentée de volume.

Le malade se plaint beaucoup de son oppression, facile à expliquer par le développement du ventre et la bronchite concomitante. On entend dans la poitrine des râles muqueux.

Il n'y a rien au cœur.

Traitement : ventouses sèches sur la poitrine; un purgatif drastique.

15 janvier. Le ventre a encore grossi. Cependant la dyspnée est moins intense; il n'y a plus que quelques râles sibilants disséminés et des râles muqueux aux deux bases. L'urine, peu abondante, est fortement colorée et contient beaucoup de sels.

Le 17. Douleurs dans les reins; urine très peu abondante; diminution de l'appétit. Scammonée et jalap, āā 0,20.

Le 19. Le malade se sent mieux. Il y a eu cinq ou six évacuations alvines sans coliques.

Le 20. Presque plus de râles. L'appétit est un peu revenu.

Le 21. Le ventre est très tendu. — Jalap et scammonée āā 0,20.

Le 22. Selles très abondantes. Ventre moins tendu.

Le 23. Le ballonnement se reproduit, malgré la persistance de la diarrhée.

Le 26. On prescrit 1 gr. de rhubarbe.

Le 28. Jalap et scammonée, ãã 0,20.

Le 30. Douleurs dans le ventre.

2 mars. Ventre très tendu ; œdème des membres inférieurs. On fait une ponction (1re) de 8 litres. On constate, après la ponction, les petites dimensions du foie.

Le 11. Le liquide s'est reproduit assez rapidement. Ponction (2e) de 7 litres.

Le 23. *Il existe à la pointe du cœur et au premier bruit un souffle très net.* Ce souffle ne se propage pas dans l'aisselle. Il n'existe pas à l'orifice tricuspide. A la base, il y a un peu d'exagération du deuxième bruit à gauche du sternum. A droite, au niveau de l'orifice aortique, on entend un souffle, mais il est très léger. Il existe aussi un léger souffle dans les vaisseaux du cou.

Le 27. Le liquide s'est encore reproduit. Ponction (3e) de 6 litres et demi.

Le 29. Râles muqueux très nombreux. Ventouses sèches.

3 avril. Le malade se trouve mieux ; il urine davantage.

Le 6. Urine, 1,100 grammes. Ventre peu tendu, jambes toujours enflées, râles muqueux assez abondants.

Le 9. Un peu de sang dans les selles, pas d'hémorrhoïdes. Dyspnée assez intense. L'urine contient peu d'urates. Persistance du souffle cardiaque.

Le 19. Depuis quelques jours, douleurs rhumatoïdes dans les épaules ; depuis hier, gonflement de l'articulation temporo-maxillaire gauche avec difficulté pour ouvrir la bouche.

Le 22. L'amaigrissement et la cachexie s'accentuent de plus en plus.

Le 28. L'œdème des jambes qui avait disparu reparaît avec douleur à gauche ; on ne sent pas de cordon veineux. Erythème de la face dorsale du pied gauche.

1er avril. Le facies s'altère de plus en plus, et l'amaigrissement s'accentue. Il s'y joint un peu d'œdème cachectique à la face.

Le 5. Ponction (4e) de 5 litres. Le souffle cardiaque persiste après la ponction.

Le 7. Le malade a été pris de délire pendant la nuit. Le matin, état semi-comateux. Le soir, diarrhée ; incontinence des matières. Agitation excessive.

Le 8. Coma, avec conservation des réflexes. L'urine, extraite par la sonde, contient de l'albumine.

Le 9. Mort à 4 heures du soir.

Autopsie le 11.

Foie : Poids : 1,015 grammes ; il est petit, dur, mamelonné ; à la coupe, il présente des îlots très distincts, de couleur chamois, séparés par des tractus fibreux. C'est une cirrhose atrophique type.

Rate : Volume normal ; la capsule est très épaissie ; il existe un léger épanchement sanguin sous-péritonéal à la surface convexe de l'organe ; celui-ci est dur, sclérosé à la coupe.

Cœur : A la base du péricarde, on trouve quelques gouttes de pus concret. La cavité du ventricule gauche est diminuée ; la paroi de ce ventricule paraît hypertrophiée. Il existe, à l'épreuve de l'eau, une très légère insuffisance mitrale. Les valves sont un peu épaissies et légèrement indurées au niveau de l'insertion des cordages tendineux. A l'origine de l'aorte, deux ou trois petites plaques d'athérome peu avancé. L'artère coronaire antérieure est absolument calcaire. La cavité ventriculaire droite est dilatée. Les dimensions des orifices sont les suivantes :

Orifice mitral = 10 centimètres.

Orifice tricuspide = 12 centimètres.

Orifice aortique = 7 centimètres.

Orifice pulmonaire = 7 centimètres.

Poumons : Ils sont tous les deux congestionnés, surtout le lobe inférieur du poumon droit, dont de petits fragments tombent au fond de l'eau (splénisation). Quelques tractus pseudo-membraneux récents à la base du poumon gauche.

Reins : Leur volume est un peu diminué. La capsule se détache facilement. Une fois qu'elle est enlevée, on constate à la surface de l'organe de petites taches noirâtres avec un point blanc jaunâtre au centre de quelques-uns d'entre eux. Ce sont des infarctus. Sur la coupe des deux reins, on voit que ces organes renferment un grand nombre de petits abcès, semblables aux abcès métastatiques, beaucoup plus nombreux dans la substance orticale que dans la substance médullaire. Ces abcès varient de volume depuis celui d'un grain de mil jusqu'à celui d'un pois. Le pus qu'ils renferment est concret et ne s'écoule que par la pression ou par le grattage Un certain nombre d'entre eux sont entourés d'infarctus sanguins. Ces abcès et ces infarctus sont beaucoup plus nombreux dans le rein droit que dans le gauche. La substance médullaire est saine ; la corticale n'offre qu'un léger degré de dégénérescence graisseuse.

Rien dans les bassinets qui sont sains.

Les artères rénales sont absolument saines. Il en est de même de l'aorte et des artères iliaques. Pas trace de phlébite dans les veines du thorax, de l'abdomen et du bassin.

Intestins : Ils offrent une coloration générale d'un gris violacé, indiquant une congestion très intense. Le péritoine qui les recouvre est inégal et un peu granuleux; çà et là on observe des fausses membranes très minces.

Encéphale : Epaississement et léger œdème de la pie-mère. Il existe dans les ventricules une assez grande quantité de liquide. La substance cérébrale est ramollie dans son ensemble. Ce ramollissement est plus marqué sur le plancher du quatrième ventricule que partout ailleurs ; il y pénètre jusqu'à 1/2 ou même 1 millimètre de profondeur.

On pourrait objecter ici que les valves de la mitrale étaient un peu épaissies et légèrement indurées, qu'il existait à l'origine de l'aorte deux ou trois petites plaques d'athérome. Mais ces lésions étaient bien peu accentuées et ne paraissaient guère pouvoir donner lieu à aucun signe pendant la vie. Ajoutons que, très certainement, le souffle n'existait pas lors de l'entrée du malade dans le service, qu'il s'y est développé sans qu'on ait eu à noter à aucun moment des signes d'endocardite aiguë.

Pourquoi ces infarctus et ces abcès dans le parenchyme du rein ? Il s'agit sans doute ici de petites embolies constituées par des caillots organiques formés spontanément dans les cavités du cœur. Nous avons présenté l'an dernier à la Société clinique (1) un cas de

(1) Voir *France médicale*, 1879, p. 163.

thrombose cardiaque avec embolies dans les viscères dans le cours d'une néphrite interstitielle. Cette thrombose tenait évidemment à une altération du sang et, en particulier, à une augmentation relative du chiffre des globules blancs. Il peut, sans nul doute, en être de même dans la sclérose hépatique.

Enfin, dans cette observation comme dans l'observation II, nous avons vu se produire, après la dernière ponction et quelque temps avant la mort, des accidents comateux avec résolution musculaire, de nature à faire croire à une hémorrhagie cérébrale. Ces accidents, du sans doute à de l'œdème cérébral et à de l'hydrocéphalie aiguë, n'ont guère été signalés jusqu'ici (2). Il est inutile d'en faire mention et d'attirer sur eux l'attention des observateurs.

Obs. VIII (résumé d'une observation recueillie par mon excellent collègue et ami Leduc et que je dois à son obligeance).

Cirrhose hypertrophique. — Souffle au premier bruit à la base. — Cœur normal à l'autopsie.

Quantin (Célestine,) 37 ans, concierge, entrée le 28 avril 1879 à l'hôpital Tenon, salle Colin, n° 10 (service de M. Straus).

Pas d'antécédents héréditaires intéressants. A eu un frère qui est mort phthisique, et trois sœurs qui ont eu des accidents scrofuleux.

Elle a eu de la gourme et mal aux yeux jusqu'à l'apparition de ses règles, à l'âge de 16 ans et demi. Elle a toujours été bien réglée et a eu, à l'âge de 22 ans, un enfant qui est mort au bout de trois jours.

(2) M. le professeur Jaccoud (Traité de pathologie interne, 3e édit., p. 244), en cite deux exemples.

A eu trois fois, au moment de ses règles, à 18, 20 et 21 ans, des érysipèles dont l'un a été suivi d'une adénite suppurée.

Pas de syphilis, ni de fièvres intermittentes; pas de coliques hépatiques, ni aucune douleur du côté de l'hypochondre droit. Elle n'avait jamais eu la jaunisse avant l'an dernier.

En mars 1878, épistaxis très abondante par la narine droite; elle en a eu plusieurs depuis, toujours plus intenses du même côté.

Il y a environ sept ou huit mois, deux ou trois mois environ après une émotion très violente (?) et peu de temps après une colère, ses yeux sont tout à coup devenus jaunes. Ce n'est qu'au bout de deux mois que l'ictère a envahi la face, puis le tronc et les membres, et que les urines ont pris la couleur qu'elles ont aujourd'hui.

Elle n'a jamais vu, dit-elle, les objets en jaune.

Elle a été prise, depuis une quinzaine de jours, de démangeaisons très vives.

Depuis l'apparition de l'ictère, la malade a beaucoup perdu de son appétit, de son embonpoint et de ses forces.

Elle a souffert de la gorge et un peu toussé depuis quinze jours. Elle expectorait des crachats blancs striés de sang. Elle est aphone depuis la même époque.

Ses jambes présentent, d'assez longue date, des alternatives d'œdème ; cet œdème n'a pas augmenté depuis l'apparition de l'ictère.

A son entrée, coloration jaune foncée des sclérotiques et du visage, moins prononcée sur le corps, s'observant aussi sur les ongles, la voûte palatine et la face inférieure de la langue. Desquamation furfuracée du front, ayant lieu, paraît-il, tous les printemps depuis plusieurs années. La malade dit qu'elle ne transpire pas.

Son ventre a toujours été gros ; il a augmenté graduellement depuis qu'elle est malade. Il est ballonné, sonore; il y a seulement un peu de matité dans les parties déclives, mais pas de sensation de flot.

Le foie mesure 8 centimètres sur la ligne mamelonnaire, 6 sur la ligne médiane.

La rate mesure 7 centimètres 1/2 à la percussion.

Peu d'appétit. Digestions bonnes. Pas de constipation.

Urines très foncées, d'un brun acajou (couleur de porter), à réaction biliphéique.

Aphonie. Expectoration de bronchite, avec quelques râles de congestion pulmonaire.

Pas de battements de cœur. *Rien à l'auscultation du cœur.* Pouls à 65.

La malade est bien réglée.

Le 1er mai, les crachats de bronchite contiennent quelques filets de sang. P. 100; T. 38°9.

Le 3, *léger souffle à la pointe*; *souffle à timbre anémique à la base.* Pas d'appétit. Langue chargée. Léger degré de constipation. T. 36,8, le matin; 36,3, le soir. Urine, 550; urée, 7,425.—Deux verres d'eau de Sedlitz. Extrait de quinquina.

Le 5. La teinte ictérique est un peu moins foncée. T. 36,5, le matin; 37,1, le soir. Urine, 500; urée, 6.

Le 6. L'urine tache la chemise en jaune. Prurigo. Crachats un peu visqueux et sanguinolents. Râles de congestion pulmonaire aux deux bases, plus nombreux et plus fins à gauche. T. 36,8; 37,8. Urine, 750; densité, 1018; urée, 9,22.

Le 7. L'œdème augmente, ainsi que le volume du ventre. On sent dans l'hypochondre droit, malgré la grande épaisseur des parois, un empâtement un peu douloureux spontanément et à la pression. Léger degré d'ascite (?) Crachats contenant beaucoup de sang rouge, pur, aéré. Râles de bronchite et de congestion. La malade ne mange pas. T. 37,3; 37,7. Urine, 500; densité, 1020; urée, 8,35.

Le 10. Mêmes crachats, mêmes râles. T. 37,7; 37,6. Urine, 550; densité, 1017; urée, 8,25. — Potion avec 4 gr. d'ergotine.

Le 12. Persistance de l'hémoptysie. Douleurs vives à la gorge. T. 37,4; 37,1. Urine, 550; densité, 1014; urée, 9,68.

Le 13. Il n'y a plus que quelques filets de sang; moins de râles. Aphonie absolue. Somnolence. Pas d'appétit. L'ictère est redevenu plus foncé que jamais. Prurigo. Le ventre augmente; l'ascite est manifeste. Œdème des jambes un peu diminué. Urine toujours couleur de porter, 320; densité, 1015; urée, 6,24. T. 37,4; 37,6.

Le 14. T. 37,5; 37,6. Urine, 400; densité, 1016; urée, 7,4. On prescrit le régime lacté.

Le 15. Crachats plus sanglants. Râles peu nombreux. Bruits du cœur sourds. L'œdème des jambes augmente. Diarrhée fétide depuis deux jours. Ictère moins foncé. T. 37,2; 37,5. Urine, 450; densité, 1017; urée, 8,505.

Le 17. La malade se lève. La diarrhée a cessé. L'ictère redevient plus foncé. T. 36,7; 36,6. Urine, 480; urée, 9,60.

Le 20. Le ventre a encore augmenté ; il est tendu ; son volume gêne la malade quand elle veut se remuer. Il y a de l'ascite. Le crachoir est environ à moitié rempli. L'expectoration est toujours très sanguinolente, et il y a beaucoup de râles de congestion. Constipation. T. 37°; 36,5. — Suppression de l'ergotine. Deux verres d'eau de Sedlitz.

Le 22. Un peu plus d'appétit. T. 36,6. Urine, 650 ; densité, 1017 ; urée, 11,375. — Potion au perchlorure de fer pour remédier à l'hémoptysie qui dure toujours.

Le 24. Celle-ci diminue un peu. Le soir, elle reprend de nouveau. Constipation. T. 36,6; 36,8. Urine, 500 ; densité, 1026 ; urée, 9,1. — Deux verres d'eau de Sedlitz.

Le 26. L'hémoptysie continue, ainsi que l'accroissement du ventre et de l'œdème. T. 3,74 ; 37°. Urine, 450 ; densité, 1025 ; urée, 8,855. — Suppression du perchlorure de fer ; potion à l'ergotine.

Le 29. L'état général s'aggrave ; amaigrissement de la face, altération des traits. Appétit nul. Ventre extrêmement tendu et un peu douloureux. T. 36,7 ; 36,3.

Le 30. Etat en général un peu meilleur. Œdème énorme des jambes avec commencement d'érythème à leur partie postérieure. T. 36,8; 37,7. Urine, 850 ; densité, 1009 ; urée, 5,353.

2 juin. Epistaxis (un quart de crachoir). Langue sèche. Vomissements toute la nuit. Mauvais état général. T. 38,7; 38,2. Urine, 650 ; urée, 14,105. — Sulfate de quinine, 0,50 centig.

Le 3. La malade n'a pas mangé hier. Langue humide. Somnolence, torpeur. Depuis plusieurs jours elle a de la dyspnée, pour laquelle on a été obligé de lui faire plusieurs fois des applications de ventouses. Aphonie. L'hémoptysie continue. Épistaxis. T. 37,4; 38,5. Urine, 600 ; densité, 1017 ; urée, 13,38.

Le 4. L'état général est très aggravé ; torpeur, insomnie. Facies altéré, mais non grippé. L'ictère est toujours foncé. Sueurs profuses. La malade vomit tout ce qu'elle prend. Langue sèche, fuligineuse. Dyspnée excessive ; pas de point de côté. Quelques râles sibilants et de la congestion pulmonaire des deux côtés. Un peu de douleur au niveau du foie. Pas de péritonite. Ventre énorme, tendu, étalé, avee œdème de la paroi. Matité dans le tiers inférieur. Œdème énorme des membres inférieurs. Teinte violacée avec quelques phlyctènes à la face antérieure de la cuisse droite. Erythème violacé de la face postérieure des jambes.

Pouls plein, mais faible ; 124 pulsations. Respir. 52. T. 39,1. — Ventouses sèches.

A 4 heures. T. 39,1.

Mort à 9 heures du soir.

Autopsie. Le 6, à 10 heures du matin.

Infiltration excessive de tout le cadavre. Au niveau du triangle de Scarpa du côté droit, phlyctènes excoriées. Quelques eschares superficielles à la face postérieure des cuisses et des jambes.

Péritoine : 10 litres de liquide citrin, foncé, presque ictérique. Pas trace de péritonite.

Foie : Il s'enlève difficilement. Adhérences nombreuses au diaphragme, assez nombreuses aussi au niveau du hile. — Vésicule ovoïde, énorme, du volume d'un gros œuf de dinde, contenant 30 gr. d'un liquide filant, clair, très légèrement citrin. — Le foie pèse 1,575 gr. — Il a un aspect légèrement mamelonné semblable sur tous les lobes. Ces mamelons sont inégaux (2-3 mill. à 2-3 cent. de diamètre). Le tissu est dur, ferme, ne se laisse pas pénétrer par le doigt et crie un peu sous le scalpel, — A la coupe, îlots d'une teinte générale vert-olive foncé, mélangée de petites taches jaunes. Ils sont entourés d'une gangue conjonctive blanc grisâtre, qui se présente presque partout sous forme de tractus allongés, résistants.

Rate : Elle est énorme, pèse 910 gr. Tissu dur et ferme. — Périsplénite. Sur le fond, rouge normal, on voit un certain nombre de zones rose clair. Au niveau du hile et de l'épiploon gastro-splénique, petite rate supplémentaire du volume d'un grain de raisin.

Pancréas : Volume et consistance normales.

Estomac : Enorme distension ; il remplit tout l'épigastre et les deux hypochondres. Muqueuse pâle, comme lavée, non ecchymotique. Pas de catarrhe gastrique.

Reins : Le droit pèse 210 gr. Décortication généralement facile ; cependant la capsule est un peu épaisse et adhère par places. Surface lisse, jaunâtre. Substance corticale jaunâtre, mince (7 mill. d'épaisseur). Cônes pâles. Par la pression, écoulement d'un liquide trouble vert-olive. — Le rein gauche pèse 195 gr. Capsule non adhérente. Coloration jaunâtre. Pyramides plus verdâtres.

Utérus : Jaunâtre, normal.

Poumons : Pleurésie des deux côtés ; fausses membranes et liquide citrin, foncé, un peu ictérique, plus abondant à gauche qu'à droite.

— Les poumons sont congestionnés. Pas d'hépatisation. Aux deux bases, un peu de carnisation; deux fragments pris dans ces points plongent au fond de l'eau, tandis que de petits fragments analogues, pris aux sommets, surnagent.

Cœur : Il est normal ; très peu de caillots dans les cavités ; injection cadavérique de l'endocarde; valvules suffisantes. Tissu cardiaque un peu jaunâtre.

Encéphale : Méninges injectées, jaunâtres. Dure-mère un peu adhérente au bord supérieur des deux hémisphères. Pie-mère un peu épaissie, mais s'enlevant facilement. Le cerveau présente une coloration légèrement jaunâtre à sa surface. A la partie postérieure de la face interne de deux hémisphères et le long de leur bord supérieur, deux ou trois petites taches d'un jaune verdâtre, mesurant 1 cent. à 1 cent. 1[2 de diamètre. A la surface supérieure du cervelet, deux petites taches jaunâtres. A la coupe, le cerveau est mollasse, mais son tissu n'est pas jaune. Pas de liquide dans les ventricules.

Chez cette malade l'altération du sang ressort de la façon la plus évidente. La température, prise très exactement, démontre qu'au moment de l'apparition du souffle cardiaque, il n'y a eu aucun mouvement fébrile qui puisse faire attribuer ce souffle à une endocardite intercurrente.

Obs. IX (résumé d'une observation recueillie par mon excellent collègue et ami Leduc et que je dois à son obligeance).

Cirrhose atrophique. — Souffle au premier bruit à la pointe. — Cavités cardiaques normales à l'autopsie.

Desjardins, 52 ans, homme de peine, entré le 30 septembre 1879 à l'hôpital Tenon (service de M. Straus).

N'a jamais été malade jusqu'à l'an dernier.

Excès alcooliques modérés (1 litre de vin par jour, 2 petits verres d'eau-de-vie, 1 verre d'absinthe assez souvent).

En juin 1878, œdème des jambes qui dura un mois et disparut, dit-il, avec des friction scamphrées.

Il tousse un peu l'hiver depuis quelques années, mais surtout depuis un an ; il a toujours eu de temps à autre un peu d'oppression.

Il y a un mois, il a été pris de céphalalgie et d'angine qui ont duré une dizaine de jours. Après cela, pendant quatre ou cinq jours, il urinait malgré lui et avec beaucoup de douleur; ses urines étaient épaisses, rouges, sans dépôt.

Il y a quinze jours, érysipèle de la face ayant débuté par le nez et qui a disparu en une semaine.

Il a été pris de diarrhée, il y a douze jours, avec un peu d'enflure du ventre. Depuis, sa diarrhée s'est arrêtée, mais ses jambes ont enflé.

Depuis huit jours; la toux et l'oppression ont augmenté.

A son entrée, ventre météorisé, pas de matité, peut-être un peu de liquide dans les flancs. Pas de douleur.

Le foie est petit.

Langue sale, blanche.

Dyspnée intense. Sonorité normale ou exagérée du thorax. Respiration emphysémateuse avec quelques râles de bronchite en arrière.

Œdème des deux jambes. Pouls petit. Battements du cœur très précipités et irréguliers.

Veines variqueuses des deux côtés. Hernie inguinale droite.

Application de trente ventouses sèches.

3 octobre. Pas de soulagement par les ventouses. Urine gris sale contenant une assez forte proportion d'albumine. — Ipéca stibié.

Le 4. Pas d'effet vomitif, mais de la diarrhée. Il y a moins de dyspnée et de râles. Œdème des jambes très marqué.

Le 7. Moins d'oppression. Ventre plus volumineux; un peu de matité dans le flanc droit.

Le 11. Respiration emphysémateuse dans tout le côté droit; quelque râles de bronchite des deux côtés. *Souffle cardiaque au premier brui à la pointe.*

Le 16. L'œdème des membres inférieurs augmente ; léger œdème de la paroi abdominale. Ventre très distendu, considérablement météorisé ; très peu de liquide. Un peu moins d'oppression ; l'état de la poitrine est toujours le même. Urine foncée, un peu sale, plus abondante au dire du malade, assez fortement albumineuse. Régime lacté.

Le 17. *On ne trouve plus le souffle cardiaque* le matin. Le soir *on le retrouve.*

Le 20. Œdème toujours considérable. Ventre peu volumineux ; très peu d'ascite. Perte d'appétit.

Le 21. Un peu de céphalalgie depuis quatre ou cinq jours, avec troubles de la vue. — Eau-de-vie allemande.

Dans la journée le malade vomit un peu.

Le soir la céphalalgie a disparu.

Le 22. Le purgatif a produit beaucoup d'effet ; plus de vomissements. Le malade éprouve chaque fois qu'il mange comme une sensation de bourre à l'épigastre avec gonflement du ventre. — Deux verres d'eau de Sedlitz.

Le 23. Le malade se sent mieux.

Le 25. Œdème considérable, non-seulement des membres inférieurs, mais encore de la verge et des bourses. — Macération de digitale.

Le 27. L'urine, qui était en très petite quantité, est devenue un peu plus abondante, mais elle est toujours d'un gris rougeâtre sale. La face est amaigrie.

Le 28. Suppression de la digitale, qui donne lieu à des nausées.

Le 29. Même état de l'œdème et du ventre. Le souffle cardiaque au premier bruit à la pointe est plus intense. Toujours beaucoup de râles sonores et muqueux.

5 novembre. Le souffle cardiaque est toujours intense. Œdème énorme des membres inférieurs et des bourses. Aspect lisse et luisant de la peau de ces régions, ainsi que de celle de l'abdomen. Dilatation peu prononcée des veines de la paroi. Ascite assez considérable. La dyspnée augmente.

Le 8. L'œdème s'accroît encore.

Le 12. Moins de dyspnée, quoique toujours beaucoup de râles sibilants et muqueux. Urine toujours fortement albumineuse.

Le 26. Oppression ; l'œdème et l'ascite augmentent sans cesse. — Eau-de-vie allemande.

2 décembre. Un peu de diminution de l'œdème. — Un verre d'eau de Sedlitz.

Le 12. Le malade a beaucoup de peine à se remuer dans son lit. Il se plaint depuis deux jours d'une vive douleur au niveau de l'hypochondre droit ; cette douleur est calmée par les cataplasmes laudanisés. Râles nombreux. Bruits du cœur sourds. Facies altéré, amaigri.

Le 18. Depuis six jours, diarrhée séreuse, très abondante, fétide. — Bismuth et diascordium. Lavement laudanisé.

Le 19. La diarrhée s'est arrêtée. L'oppression va croissante. L'anasarque est énorme,

Le 27, le malade meurt.

Autopsie le 29. *Foie* : Cirrhose atrophique.

Reins : Petits.

Poumons : Congestionnés; double épanchement pleural de 750 grammes environ.

Cœur : Plaques laiteuses sur le péricarde. Rien aux valvules.

Ce cas est remarquable par l'intensité de l'œdème, comparé au peu d'abondance du liquide ascitique, pendant une assez longue période de temps. Il y avait là sans doute une altération profonde du sang et peut-être aussi une tension un peu exagérée dans le système veineux.

Obs. X (recueillie par M. ?, externe du service de M. Desnos). — Atrophie jaune du foie. — Souffle au premier bruit à la pointe.

Alexis (Jules), 35 ans, élève en pharmacie, entré le 20 janvier 1880 à l'hôpital de la Charité, salle Saint-Félix, n° 23.

Antécédents héréditaires inconnus.

A eu dans son jeune âge la rougeole et la fièvre typhoïde; puis des fièvres intermittentes à la Guadeloupe; enfin, deux ascites pour lesquelles il s'est fait traiter à l'hôpital de New-York.

Déjà, il y a deux ans, il avait eu des vomissements de sang. Il en est repris depuis deux jours et a déjà rendu la valeur de deux cuvettes. Ce sang a l'aspect du sang veineux.

La pâleur est extrême. Le malade a de l'anorexie.

On prescrit de l'ergot de seigle.

Le 22. Nouvelle hématémèse; diarrhée abondante; faiblesse extrême. — Ergot de seigle, lait glacé.

Le 25. Amaigrissement notable; la peau a une teinte terreuse, surtout à la face. Diarrhée moins forte. Le foie est douloureux à la pression.

Le 28. Dyspnée; ascite très considérable et paraissant s'être produite assez promptement, car le malade ne s'en était jamais plaint. Diarrhée très abondante.

5 février. La respiration est toujours pénible ; le malade tousse depuis hier; il crache très peu. A l'auscultation, frottement pleural en arrière et à droite; souffle limité dans un espace égal à la largeur d'une pièce de 5 fr. Vésicatoire. Julep avec sirop thébaïque, 30 gr., et kermès, 0,05.

Le 18. L'état est toujours le même. L'ascite ne varie pas. Œdème des bourses. L'appétit revient lentement.

Le 20. Le cœur est notablement refoulé en arrière et en haut par l'ascite. Il existe un peu d'hypertrophie. On entend *un souffle très prononcé à la pointe et au premier bruit.* — Macération de digitale, 0,10 centigr.

Le soir, nouvelle hématémèse de la valeur de deux cuvettes. Mort vers 9 heures.

Autopsie. — *Foie :* Il est entouré d'une couche épaisse de néomembranes fibreuses, plus ou moins mélangées de tissu adipeux, et qu'il est impossible de séparer de l'organe. Celui-ci pèse 1,200 gr. Il ne paraît pas augmenté de volume. On n'observe pas de granulations à sa surface. Sa consistance est molle, flasque. Son tissu s'affaisse sous le couteau et ne se laisse pas sectionner facilement. La surface de la coupe est assez uniformément jaunâtre. La vésicule biliaire est masquée par les néomembranes qui entourent l'organe.

L'examen histologique n'a pas été fait.

Rate : Elle est augmentée de volume et pèse 870 gr. A sa surface, de nombreuses néomembranes, analogues à celles qui entourent le foie. Teinte rouge vineuse à la coupe.

Estomac : Vaste tache noire, ardoisée, sur sa muqueuse. En d'autres points, des lignes sinueuses plus ou moins larges et de même couleur.

Œsophage : Il présente çà et là sur presque toute son étendue des veines dilatées.

Intestin : Il est sain et contient seulement du sang plus ou moins modifié.

Reins : Pâles dans toute leur étendue, comme d'ailleurs tous les viscères.

Cœur : Il présente au niveau des valvules aortiques et de l'origine de l'aorte une rougeur très marquée, qui paraît due cependant à l'imbibition cadavérique et non à de l'endocardite, car la surface interne es lisse et polie. La valvule mitrale offre la même imbibition. Le cœur droit, au contraire, a une couleur pâle.

Poumons : Ils sont congestionnés, mais ils ont conservé leur légèreté et ils crépitent sous le doigt.

Cerveau : Sain, mais anémié.

Cette observation manque de détails, il est vrai. Cependant il est bien probable qu'il s'est produit du côté du foie une atrophie assez rapide, tenant pour ainsi dire l'intermédiaire entre l'atrophie chronique scléreuse et l'atrophie jaune aiguë et participant de l'une et de l'autre.

Observation XI (résumé d'une observation recueillie par mon collègue et ami Leduc et que je dois à son obligeance).

Cirrhose hypertrophique. — Deux souffles au premier bruit, l'un à la pointe, l'autre à la base.

Maulin (Emile), 38 ans, ouvrier dans le caoutchouc, entré le 6 février 1879 à l'hôpital Tenon, salle Saint-Augustin, n° 5 (service de M. Straus).

Une fièvre typhoïde à 28 ans. Pas de fièvre intermittente ; pas de syphilis. Nie l'alcoolisme.

Son père, alcoolique, est mort à 39 ans d'une affection intestinale.

En août 1877, à la suite d'une contrariété (?), il devient jaune. Sa peau depuis n'est pas revenue tout à fait à sa couleur normale. En novembre 1878, elle a repris la teinte subictérique qu'elle a aujourd'hui.

Jamais de violentes douleurs dans le ventre ; quelques coliques sourdes, disséminées dans tout l'abdomen. Pas de décoloration des matières.

Au bout de trois mois, ses forces diminuent, son ventre grossit. Il a des pituites, des vomissements, des épistaxis. Il se met à tousser. Il entre successivement à l'hôpital Temporaire, puis à Saint-Antoine, à Saint-Louis et à Lariboisière. Il n'a eu encore ni œdème, ni fièvre.

A son entrée, teinte bistre foncée de toute la peau; teinte subictérique assez foncée des conjonctives et de la muqueuse buccale; pas de prurit.

Ventre volumineux, ballonné, très développé surtout à la partie supérieure, au niveau de l'épigastre et des hypochondres, ainsi que dans le flanc droit.

Foie hypertrophié, facile à sentir à la palpation; la percussion donne 23 centimètres de matité sur la ligne mamelonnaire, 22 sur la ligne médiane. La matité du foie se confond à gauche avec celle de la rate qui, hypertrophiée aussi, mesure 18 centimètres de hauteur. Sonorité au-dessus du pont de matité qui rejoint ces deux organes. Tympanite; pas d'ascite appréciable.

Dyspnée considérable; râles nombreux et assez fins aux deux bases.

Au cœur, on entend *à la pointe un souffle systolique se propageant dans l'aisselle*, et *à la base un souffle en jet de vapeur, également systolique, qui se propage dans l'aorte.*

Œdème considérable des membres inférieurs, du scrotum et de la verge.

Urines à reflet très peu verdâtre, ne contenant que peu de matière colorante biliaire.

Cet homme est encore assez bien musclé; il n'est pas très maigre et aurait même repris un peu d'embonpoint dans ces derniers temps.

Traitement : Applications répétées de ventouses sèches sur la poitrine; régime lacté; extrait de quinquina.

Au bout de six à sept jours, diminution de la dyspnée et des râles, disparition presque complète de l'œdème, quelques épistaxis et une expectoration de crachats sanglants. — Potion avec 4 gr. d'ergotine.

14 février. Les épistaxis n'ont pas diminué; la coloration ictérique tend à disparaître; le malade se lève.

Le 17. L'ictère a reparu sur la peau et les conjonctives; reflet verdâtre de l'urine; râles aux deux bases. *Le souffle de la pointe a une résonance métallique; celui de la base est d'un timbre différent.* Sur toute l'étendue de la région précordiale, on entend des bruits un peu râpeux.

Encore quelques crachats sanglants et un léger suintement par le nez.

Le 20. Les crachats sanglants continuent. Amaigrissement.

Le 21. Le malade a eu hier une épistaxis. Aujourd'hui, il a un érysipèle de la face sans réaction fébrile, comme il a en déjà eu deux fois.

Le 22. L'érysipèle s'est un peu étendu ; langue légèrement saburrale.

Le 23. La rougeur a envahi une partie du front et des oreilles. Langue blanche et sèche. Légère épistaxis.

Le 24. La face, les oreilles sont très œdématiées, le cuir chevelu est envahi. Céphalalgie. Un verre d'eau de Sedlitz.

Le 25. L'œdème diminue un peu ; quelques taches purpuriques très petites sur le front. Les épistaxis continuent.

Le 27. Commencement de desquamation ; teinte rouge foncée de la face, un peu ecchymotique à la racine du nez et au-dessus des sourcils. Le soir, nouvelle poussée d'érysipèle.

1er mars. La face et surtout les paupières droites sont encore un peu gonflées. Toujours des épistaxis.

Le 6. La bouffissure de la face a presque disparu. Démangeaisons sur tout le corps; traînées purpuriques sur les points où le malade s'est gratté. *Les souffles du cœur persistent.*

Le 12. Le malade se lève et sort; les démangeaisons existent toujours. L'appétit et les forces reviennent. Légère teinte subictérique des conjonctives. Plus de bouffissure de la face.

Le 18. Le malade quitte l'hôpital sur sa demande.

Le diagnostic de cirrhose pourrait ici être mis en doute, vu l'absence de contrôle nécroscopique. Cependant les antécédents, le début, la marche, l'hypermégalie splénique nous paraissent plaider en sa faveur.

Observation XII (communiquée par M. Collet, externe du service de M. Millard).

Cirrhose atrophique. — Souffle au premier bruit, inconstant dans son existence et variable dans son siége.

Virlouvet (Léontine), 32 ans, entrée le 2 mars 1880, salle Sainte-Marthe, n° 6 (service de M. Millard).

Habitudes alcooliques.

Elle est malade depuis quatre ans. Son ventre a d'abord augmenté de volume, puis ses jambes ont enflé. Elle a été ponctionné 7 fois.

L'œdème des jambes a disparu après la 1re ponction. Ses règles sont supprimées depuis le mois d'août dernier.

Le ventre étant devenu plus volumineux, elle entre à l'hôpital.

Outre ce développement du ventre, la malade présente de l'ictère survenu, dit-elle, il y a quelque temps, à la suite d'une émotion.

Au cœur, on entend un *souffle au premier bruit* qui disparaît de temps en temps lorsqu'on change la malade de place. Il a son *maximum derrière le sternum.*

Le 4 mars. On fait une ponction (8e) qui donne issue à 8 litres et demi de liquide. Après la ponction, *le souffle cardiaque a disparu.*

Le 7. Le liquide s'est déjà en partie reproduit. En auscultant la malade, on *retrouve le souffle,* semblable aux premiers jours.

Les jours suivants, on purge la malade.

Le 17. La quantité de liquide croissant toujours, on fait une nouvelle ponction (9e), qui donne un peu plus de 10 litres.

Pendant quinze jours, la malade prend chaque jour 4 verres d'eau de Châtel-Guyon. Le liquide se reproduit beaucoup plus lentement. Pendant quelques jours *on n'entend pas le souffle.*

7 avril. 10e ponction. Le foie a diminué de volume. L'ictère a presque entièrement disparu.

Le 25. 11e ponction donnant 11 litres de liquide. Foie moins gros. Rate toujours volumineuse (14 cent. de longueur environ). L'ictère a disparu.

Le 27. La malade va au Vésinet. On entend encore un *souffle au cœur,* mais il siège maintenant *au foyer des bruits pulmonaires.* Il n'existe pas de bruits vasculaires.

Observation XIII (communiquée par M. le Dr Albert Robin).

Cirrhose atrophique. — Souffle au premier bruit à la pointe.

Mignon (Jean), 50 ans, journalier, entré le 29 avril 1874 à l'hôpital Beaujon, salle Saint-Louis, no 28 (service de M. le professeur Gubler).

Malade depuis deux ans et deux mois.

Teinte brunâtre de la face avec coloration jaune des conjonctives.

Ascite. Douleur à la pression du foie, qui est petit. M. Gubler porte le diagnostic : cirrhose.

Souffle au premier bruit à la pointe.

Le 16 et le 17 mai. Deux frissons ; fièvre assez vive ; un peu de bronchite.

Le 25 mai. Le malade quitte l'hôpital dans le même état qu'il y était entré.

Observation XIV (résumé de Frerichs, traité pratique des maladies du foie, observation XLI, pagn340, de l'édition Duménil.

Cirrhose hyperthrophique. — Souffle au premier bruit vers la pointe. — Exagération du deuxième bruit pulmonaire.

Reuter, commerçant, âgé de 46 ans, entré le 31 décembre 1859, à l'hôpital de la Charité, à Berlin.

Habitudes alcooliques (abus de l'eau-de-vie).

En 1848, une attaque d'apoplexie. En 1853, apparition d'un gonflement douloureux dans la région hépatique, avec gêne de la respiration. Diminution, puis reprise de ces accidents.

Au commencement de décembre 1859, douleurs déchirantes dans les deux pieds qui bientôt deviennent œdémateux. Huit jours plus tard, l'ictère se produit.

A son entrée, amaigrissement extrême ; teinte ictérique assez intense et généralisée. Langue sèche ; appétit nul ; soif vive. Extrémités inférieures, douloureuses à la pression et aux mouvements, et œdématiées. Le ventre, fortement ballonné, contient une quantité médiocre de liquide; dans l'hypochondre droit, à travers les parois abdominales amincies, on sent nettement le bord inférieur, dur et tranchant, du foie. La surface du lobe gauche est un peu inégale et rugueuse ; la hauteur du foie est, sur la ligne mamillaire, de 0 m. 18 cent. La rate est amplifiée.

Le cœur bat dans le cinquième espace intercostal, un peu en avant de la ligne mamillaire. *A la pointe du cœur*, lors de la systole, on aperçoit une rétraction légère ; en ce même point *existe un souffle systolique* commençant avec le premier bruit du cœur ; le second bruit est plus bref ; la même chose a lieu à la partie inférieure du sternum. Dans les gros vaisseaux, le premier bruit est rude ; le second, surtout au niveau de l'extrémité sternale de la troisième côte, est éclatant et valvulvaire.

3 janvier 1860. L'œdème des pieds a disparu. L'appétit est nul. Toux sèche. Douleur modérée à l'épigastre. Température le soir, 38°.

Le 6. Sensation de paralysie dans les pieds; l'œdème augmente de nouveau. Dix selles jaunâtres et ternes auxquelles du sang d'un rouge, vif et un coagulum gros comme une pomme de terre se trouvent mêlés ; ténesme.

Le 7. Temp. 38,9. L'intelligence s'obscurcit. L'ictère augmente. L'œdème des pieds, toujours endolorés, est devenu plus considérable. En arrière de la poitrine, on constate des deux côtés, dans la partie inférieure, une diminution du murmure vésiculaire avec des râles à petites bulles. En avant et à gauche, un peu de souffle et des râles crépitants. Langue rouge et sèche ; abdomen légèrement tendu ; une vingtaine de selles d'un jaune pâle, ténues, fétides et striées de sang. Urine pigmentée, d'un jaune foncé.

Le 9. Il y a beaucoup d'agitation dans la nuit, des sanglots, des secousses convulsives dans les membres supérieurs. Temp. 38,8. — Le soir, perte de connaissance. — La nuit, grande agitation et léger délire.

Le 10. Le malade meurt à midi.

Autopsie.—Encéphale : On trouve des cysticerques dans le cerveau.

Péritoine. — On y trouve un fluide d'un jaune clair, modérément abondant et dans lequel existent des concrétions gélatineuses de date récente.

Intestins : L'intestin grêle, comme le gros intestin, présente un état dysentérique très manifeste.

Estomac : Les parois sont très rouges et comme hémorrhagiques, notamment vers le pylore.

Foie et voies biliaires : L'appareil biliaire est libre ; la bile qu'on y trouve une teinte jaune rougeâtre, une puissance colorante faible, et est très muqueuse. Le foie est fortement hypertrophié et très pesant. Sa surface est un peu inégale et présente quelques rugosités. La couleur, en général d'un gris verdâtre, est mouchetée, surtout à droite, de taches d'un gris blanchâtre. Le tissu se coupe difficilement et la section fait apparaître une structure granuleuse ; outre ces granulations, on observe des traînées d'un gris blanchâtre, qui en quelques points se réunissent pour former des masses blanchâtres, homogènes et comme cicatricielles, où on ne retrouve plus trace du parenchyme hépatique. Les cellules glandulaires sont en partie bien conservées, en partie détruites ; à la place de ces dernières, on trouve des gouttelettes de graisse et des particules de matière colorante.

Pancréas : Il est divisé en lobules assez gros et d'une teinte blafarde.

Reins : Ils sont épais, volumineux. Leur surfasse lisse présente trois petites dépressions rougeâtres ; la coupe montre que l'organe est fortement congestionné, à l'exception des papilles dont l'aspect est d'un blanc terne, et qui, par la pression, laissent écouler un fluide jaunâtre. La couche corticale est large, les glomérules modérément pleins, les canalicules flexueux sont ternes.

Dans les muscles du thorax à droite, on trouve les débris d'un cysticerque.

Poumons : Ils sont tuméfiés et reviennent très peu sur eux-mêmes. — Le gauche est volumineux ; les bronches sont remplies d'un fluide écumeux ; le parenchyme pulmonaire est dense, fortement pigmenté, et ayant sur la coupe une couleur ictérique ; le lobe supérieur est le siège d'une infiltration pneumonique étendue, qui existe aussi, sous forme de foyers épais, dans le lobe inférieur. — Poumon droit, plus gros et plus dense que d'habitude, très friable, ayant à l'intérieur une teinte ictérique intense. Lobe supérieur encore perméable à l'air ; lobe inférieur presque partout plus compact et comme coriace.

Cœur : Dans le péricarde, une notable quantité d'un liquide fortement coloré par la bile. Cœur modérément gros, pâle et chargé de graisse ; il contient des caillots d'une teinte ictérique intense, couenneux et friables, et, en outre, beaucoup de cruor fluide. Végétations granulées sur la valvule pulmonaire ; les autres valvules sont fortement colorées en jaune.

Frerichs ne nous dit pas d'une façon nette de quelle forme il s'agit ici au point de vue histologique. Il classe cette observation dans son chapitre de la cirrhose atrophique, mais en la lisant attentivement, on verra qu'elle se rapproche plutôt des cas de cirrhose hypertrophique avec ictère que nous connaissons bien depuis le mémoire de M. Hanot.

Obs. XV (résumé d'une observation publiée dans le Mémoire pour servir à l'histoire de la cirrhose hyperthrophique, par P. Olivier (de Rouen), Union médicale, 1871, p. 361).

Cirrhose hypertrophique Souffle au premier bruit à la base. — Cœur normal à l'autopsie.

D... (Jean), 22 ans, garçon marchand de vins, entré à l'hôpital de la Charité, salle Saint-Michel, n° 2, le 3 janvier 1868.

Début ,il y a cinq ans, par l'augmentation de volume du ventre, des troubles digestifs, des vomissements, des épistaxis.

Au bout d'un an, apparition de l'ictère, amaigrissement. Il entre successivement quatre fois à l'hôpital, où on posa plusieurs fois le diagnostic : kyste hydatique du foie.

Actuellement, dyspnée assez fatigante ; quintes de toux n'amenant qu'un peu de mucosités et produisant de temps en temps des vomissements. Jamais d'hémoptysie.

A l'auscultation, respiration rude et puérile aux deux sommets, surtout à gauche. Sonorité un peu exagérée.

Au cœur, dont la matité se confond avec celle du foie et de la rate, *on entend vers la base un bruit de souffle assez fort qui se prolonge dans l'aorte.*

Pas de fièvre. Le malade mange, mais il est sans goût pour les aliments.

Ictère jaune verdâtre généralisé. Ventre énorme obligeant le malade à se cambrer fortement en arrière quand il marche. Cette augmentation de volume porte surtout sur la base du thorax ; les côtes sont fortement repoussées en avant, et, si l'on applique la main vers l'appendice xyphoïde, on sent que la paroi abdominale est soulevée par une tumeur dure, qui fait un peu au-dessus de l'ombilic sa plus forte saillie. Le gonflement existe aussi d'un côté à l'autre, de manière à augmenter de chaque côté, en même temps qu'en avant, le volume du ventre.

A la palpation, le foie déborde de plusieurs travers de doigts le bord des fausses côtes ; il s'étend sous l'épigastre pour atteindre la rate également hypertrophiée et séparée de lui par un léger sillon. A la percussion, il mesure 24 centimètres de hauteur ; sa matité se confond avec celle du cœur et avec celle de la rate. Ce dernier organe s'étend de la sixième côte jusque dans la fosse iliaque.

Peu de liquide dans le ventre. Les veines de la paroi sont dilatées et visibles sous la peau. Signalons encore une petite hernie ombilicale, la coloration ictérique des urines, des crampes dans les jambes, et une sorte de douleur en ceinture qui le prend dans les reins et lui dure quelques instants, lorsqu'il a une émotion. Il s'est aperçu depuis quelque temps que ses jambes étaient enflées le soir.

Les matières sont jaunâtres. Peau sèche; éruption lichénoïde, consistant en papules très prononcées, comme verruqueuses, sans prurit actuel. Disséminée en plusieurs endroits du tronc, cette éruption est surtout marquée au front, au menton, sur le dos des mains et sur la face muqueuse des paupières.

Comme antécédents, pas de rhumatisme ni de syphilis; une scarlatine à 9 ans, un gonflement du genou qui dura deux mois, de l'impétigo du cuir chevelu. Tuméfaction ganglionnaire des régions parotidiennes, surtout à droite; une cicatrice d'abcès froid à gauche. De 15 à 18 ans, excès presque journalier de boisson. Son père était aussi alcoolique.

Traitement tonique.

25 janvier. Une petite plaque érysipélateuse sur la joue droite; très peu de fièvre. Cette plaque disparaît au bout de quelques jours.

1er février. Il se plaint de l'enflure des jambes, qui est en effet considérable, ainsi que l'ascite qui a augmenté; le foie fait toujours la même saillie.

Le 15. La dyspnée et la toux augmentent; râles sous-crépitants aux bases. Il conserve toujours son *bruit de souffle à la base du cœur et au premier temps*.

Le 25. Quelques épistaxis. L'œdème des jambes augmente ainsi que l'ascite; matité aux deux bases des poumons en arrière; dyspnée croissante avec anxiété très grande.

10 mars. Les râles s'entendent à distance.

Le 12, mort à cinq heures du soir.

Autopsie, le 13, à cinq heures du soir.

Péritoine : Ascite citrine considérable.

Foie : Il pèse 2 kilog. 850. Le lobe droit mesure 22 centimètres de hauteur; le gauche, 32. La largeur totale de l'organe est de 32 centimètres. Il a une consistance de cuir avec légère élasticité. A la coupe, il est dur et présente tout à fait l'aspect de la cirrhose. Par places, îlots de substance hépatique colorés en vert par la bile, cloisons celluleuses très hypertrophiées, même à l'œil nu. L'examen microscopique, pratiqué sur la pièce fraîche et après durcissement, a montré une hypertrophie considérable du tissu lamineux qui, à l'état normal, sépare les lobules du foie. Pas de réaction iodo-sulfurique. — La vésicule biliaire est distendue par de la bile vert noirâtre.

Rate : Elle pèse 2 kilog. 300, et mesure 31 centim. dans son plus grand diamètre, et 12 dans le plus petit, sans lésion autre qu'une hypertrophie considérable.

Reins : Ils pèsent ensemble 610 grammes, et mesurent chacun 15 centimètres de hauteur. Ils sont égaux en volume et en poids.

Poumons : Un peu d'œdème avec épanchement de sérosité dans les deux plèvres.

Cœur : Sain.

Ganglions bronchiques très hypertrophiés et semblant comprimer les bronches. Les ganglions parotidiens et cervicaux sont aussi hypertrophiés.

Obs. XVI (résumé d'une observation publiée par Pitres, in Progrès médical, 1875, p. 603).

Cirrhose hypertrophique. — Souffle au premier bruit à la base. — Cœur mou et flasque.

Sp... (Dominique), 33 ans, terrassier, entré le 17 avril 1875, à l'hôpital Beaujon, salle Beaujon, n° 11 (service de M. Matice, suppléé par M. Martineau).

Antécédents. — Engorgements ganglionnaires dans sa jeunesse. En 1860, une fluxion de poitrine. Pas de dysentérie ni de fièvres intermittentes. Pas de chancre ni de blennorrhagie.

Père alcoolique, mort d'apoplexie à 71 ans. Mère morte de suites de couches avec la jaunisse (?).

Excès alcooliques depuis longtemps. En 1866, violente contusion de la région hépatique à la suite d'une chute; guérison rapide. En 1867, plaie de tête assez grave et fracture du bras, pour lesquelles il entre à l'hôpital. Il y était depuis trois jours quand il devint jaune sans douleur aucune dans la région du foie. Deux mois après, il quitte l'hôpital ayant toujours son ictère qu'il a gardé depuis.

Vers 1870, perte des forces, amaigrissement, appétit irrégulier, alternatives de diarrhée et de constipation. Il entre plusieurs fois à l'hôpital; des traitements très divers lui sont appliqués sans aucun résultat.

Il dit avoir eu le scorbut en 1871.

En 1873, son ventre commence à grossir et augmente peu à peu de volume.

En 1874, il entre à l'Hôtel-Dieu dans le service de Béhier qui porte le diagnostic d'hépatite interstitielle hypertrophique. Il en sort en janvier 1875.

Depuis, la faiblesse et l'amaigrissement ont beaucoup augmenté; il s'est produit des hémorrhagies par les gencives, un œdème des membres inférieurs, et enfin une kérato-conjonctivite double.

A son entrée, amaigrissement très prononcé; ictère foncé et généralisé; kérato-conjonctivite intense.

Léger engorgement des ganglions parotidiens du côté gauche.

Peau sèche, rugueuse, écailleuse; pas de prurit, mais le malade raconte en avoir éprouvé pendant les deux premières années qu'il avait on ictère. Nombreux boutons d'acné induré sur les deux membres inférieurs.

Ceux-ci sont légèrement œdémateux depuis trois mois; mais cet œdème ne tarde pas à se dissiper dans le décubitus horizontal.

Ventre volumineux, arrondi, mesurant 97 cent. au niveau de l'ombilic. Les veines superficielles sont très dilatées. L'ascite est modérée.

Le foie déborde les fausses côtes de quatre larges travers de doigt. Il est lisse, dur; son bord inférieur est mince, tranchant et régulier. A la percussion, il mesure 10 cent. sur la ligne sterno-pubienne; 13 sur la ligne cléido-iliaque; 16 sur la ligne axillo-iliaque.

Rate très volumineuse, donne 13 cent. à la percussion. On sent à la palpation son bord inférieur, mousse, arrondi et très dur.

Pas de douleurs à la percussion du foie ou de la rate; mais des douleurs spontanées, comme des coups de lance, dans les hypochondres.

Langue rose, humide; appétit assez bien conservé, mais pesanteur gastrique après le repas. Pas de renvois, pas de vomissements; selles régulières, colorées, jamais sanguinolentes, quelquefois de la diarrhée.

Au niveau de leur bord libre, les gencives sont fongueuses et saignantes; soit spontanément, soit à la plus légère irritation, elles sont le siège d'hémorrhagies qui vont jusqu'à un plein crachoir par jour.

Le pouls est large et régulier, 70 puls.

La pointe du cœur bat dans le sixième espace intercostal, juste au-dessous du mamelon. Les bruits sont réguliers et leur timbre est normal. *Au niveau du bord droit du sternum, vers la deuxième articula-*

tion synchondro-sternale, on perçoit un bruit de souffle systolique, assez fort, qui se prolonge dans les carotides, et qui diminue d'intensité à mesure qu'on s'éloigne du point indiqué.

Le malade tousse un peu depuis deux mois; sonorité normale; quelques râles sous-crépitants aux deux bases, en arrière.

Miction normale. Urine vert foncé, à réaction biliphéique.

Bien que très affaibli, le malade se lève et marche. Son sommeil est souvent troublé par des cauchemars.

Température axillaire : 36,5.

L'examen du sang montre qu'il n'y a pas d'augmentation des globules blancs.

9 mai. Le malade garde le lit. Diarrhée, appétit nul, soif vive. Œdème des membres inférieurs permanent. Le ventre mesure 1 mètre au niveau de l'ombilic; il est dur et tendu; veines abdominales très dilatées; œdème de la paroi. Plusieurs ulcérations superficielles sur les deux cornées. Exsudation sanguine continuelle par les gencives. Sur la joue et la tempe droites, trois petits furoncles douloureux. T. A. 36,8.

Le 11, rétention d'urine depuis 24 heures. Cathétérisme. Urine abondante, colorée par la bile.

Le 16. Suintement sanguin pendant toute la journée par un des furoncles qui s'est ouvert. Plus de diarrhée. Le ventre mesure 108 cent. L'ascite est considérable; il n'y a plus de sonorité qu'à l'épigastre.

Le 18. Les furoncles sont guéris. Dyspnée. Ponction évacuatrice de 5 litres; liquide séreux foncé, ne se prenant pas en gelée par le repos, donnant par l'acide nitrique un précipité albumineux et une coloration vert tendre.

Après la ponction, les dimensions du foie à la percussion sont : sur la ligne sterno-pubienne, 9 cent.; sur la ligne cléido-iliaque, 8; sur la ligne axillo-iliaque, 13. Il y a donc eu diminution de volume.

Le 20. Le malade ne mange plus; les traits sont altérés. Les conjonctives sont rouges, tomenteuses, et les cornées totalement ulcérées. Diarrhée très liquide, d'un vert foncé. Ictère toujours aussi intense.

Le 22. On fait une 2e ponction de 5 litres; liquide comme la première fois. Etat très grave.

Le 28. On fait une 3e ponction. Le foie a encore diminué; il mesure sur ses trois lignes, 8, 6 et 12 cent.

Mort le 29, à 11 heures du soir.

Autopsie, le 31 mai.

Péritoine : 3 litres de liquide; pas trace d'inflammation ; aspect lisse et poli.

Foie : Il pèse 2,200 gr. Sur sa face convexe, on voit une mince pseudo-membrane. La surface de l'organe est granuleuse; sa coloration, d'un vert bronzé assez foncé; sa consistance est augmentée. Sur la coupe, réseau de travées conjonctives grisâtres, dans les mailles duquel sont contenus les lobules. Ceux-ci sont petits, légèrement saillants, mesurant 1 mill. de diamètre. Canaux biliaires intra-hépatiques sains, non dilatés. Canaux extra hépatiques perméables. Vésicule dilatée, contenant un mucus blanc, filant, onctueux ; pas de calculs. Sa muqueuse est jaune, un peu épaissie. Dans le hile, nombreux ganglions lymphatiques hypertrophiés. Veine porte et ses divisions, saines.

Rate : Elle pèse 1,300 gr. Tissu ferme; pulpe normale à la coupe.

Estomac : Sain.

Intestin grêle : Teinte brunâtre ; plaques de Peyer tuméfiées.

Gros intestin et *pancréas :* Normaux.

Reins : Le gauche pèse 200 gr. ; le droit, 210. Décortication facile. Aspect anémique à la coupe.

Poumons : Sains.

Cœur : Il est mou. Sur la face postérieure du ventricule gauche, on remarque au-dessous du feuillet viscéral du péricarde un petit pointillé ecchymotique. Le myocarde est friable, de couleur feuille-morte. Auprès du bord libre des valvules sigmoïdes de l'aorte, on remarque de petits pertuis (état fenêtré) découpés au milieu du tissu normal des valvules. Les appareils valvulaires pulmonaire et auriculo-ventriculaires sont tout à fait sains.

Encéphale : Sain.

Ganglions intraparotidiens plus gros qu'à l'état normal ; il en est de même de ceux du mésentère, qui ont une coloration brune.

Examen histologique du foie : Certains lobules sont atrophiés jusqu'à un quart de millim. de diamètre ; les bandes conjonctives qui les séparent mesurent jusqu'à 1 mill. ; elles ont des bords nettement découpés et n'envoient pas de prolongements dans l'intérieur des lobules qu'elles entourent. Ces lésions sont uniformément réparties. Les cellules hépatiques sont serrées les unes contre les autres, petites et fortement granuleuses. Pas de goutelettes graisseuses dans leur intérieur. L'ouverture de la veine sus-hépatique n'est plus distincte. Dans chaque lobule, on trouve de petits amas de pigment biliaire entre les cellules.

Le tissu conjonctif interlobulaire contient entre ses fibrilles de petites cellules embryonnaires relativement peu nombreuses. Les canaux biliaires intralobulaires sont très peu nombreux et à peine augmentés de volume; ils sont remplis par des cellules rondes et entassées les unes contre les autres qui ne ressemblent pas à l'épithélium normal de ces canaux. Il n'y a pas trace de dégénérescence amyloïde.

Obs. XVII (résumé d'une observation publiée par M. le professeur Hayem dans un Mémoire sur l'hépatite insterstitielle chronique avec hypertrophie, Archives de physiologie, 1874, p. 133).

Cirrhose hypertrophique. — Souffle au premier bruit à la pointe. — Cœur normal à l'autopsie.

L. L..., 43 ans, domestique, entré le 15 janvier 1873 à l'hôpital Lariboisière, dans le service de M. le professeur Jaccoud.

Santé antérieure bonne ; jamais de fièvres intermittentes ni d'accidents vénériens. Pendant la guerre, quelques excès de boissons.

Malade depuis deux ans, mais surtout depuis sept ou huit mois. Il a de l'anorexie depuis un mois et, de temps à autre, il vomit ses aliments la viande surtout. Ictère depuis plusieurs mois, avec troubles de la vue et même étourdissements.

A son entrée, teinte ictérique peu intense, très léger œdème des jambes, pas d'ascite, veines sous-cutanées abdominales peu développées.

Le foie, très hypertrophié, forme une voussure au-dessous des fausses côtes et descend jusqu'au voisinage de l'ombilic; sa surface est lisse, son bord dur et tranchant; on n'y trouve ni fluctuation, ni frémissement hydatique.

La rate est un peu grosse.

Le malade a eu quelques hémoptysies peu abondantes (?); pas d'épistaxis, d'hématémèse ni de mélæna.

Appétit capricieux, en général très faible; selles anormales. Les urines contiennent un peu de matière colorante biliaire.

Léger emphysème pulmonaire.

Le cœur n'est pas hypertrophié; mais l'existence *d'un bruit de souffle persistant à la pointe* fait admettre une insuffisance mitrale. On prescrit : iodure de potassium, 2 grammes par jour.

Du 24 au 30 janvier, le malade est pris de fièvre et offre des signes d'endo-péricardite. — Suppression de l'iodure; 1 gramme de sulfate de quinine.

L'état cardiaque s'améliore et le malade quitte l'hôpital le 15 avril, à peu près dans la même situation qu'à son entrée.

Il revient le 2 juillet. Il est maigre, faible ; l'état du foie est resté à peu près le même. — Iodure de potassium, 2 grammes.

Dans les premiers jours d'août, pas d'œdème, ni d'ascite.

La peau est terreuse, subictérique; cependant les urines ne contiennent plus de matière colorante de la bile.

Hypochondre droit très développé. Foie énorme, à surface lisse, sensiblement tuméfiée à l'épigastre, sans masses délimitables ni fluctuantes. Bord inférieur net, dur et tranchant, descendant jusqu'à l'ombilic.

La rate paraît aussi hypertrophiée ; mais sa matité se confond avec celle du foie.

Veines sous-cutanées abdominales un peu développées, mais moins que dans la cirrhose.

Au cœur, on entend un *léger bruit de souffle au premier temps, souffle doux, ayant son maximum à la pointe.*

Faiblesse générale ; appétit presque nul, répugnance pour la viande ; pas de vomissements ni de diarrhée.

Dans le courant d'août, suppression de l'iodure de potassium; acide arsénieux, 2 milligrammes.

Dans les premiers jours de septembre, polyurie (4 ou 5 litres par jour); pas de sucre ni d'albumine.

Le 12 septembre, diarrhée incoercible.

Le 17, à 7 heures du soir, symptômes cholériques.

Le 18, mort à 10 heures du matin.

Autopsie le 19.

Pas de liquide dans le péritoine.

Foie : Hypertrophie générale, aspect bilobé très marqué. Il pèse 4 kilogrammes environ. Adhérences cellulo-vasculaires avec les organes voisins, surtout avec la rate sur une surface de 6 centimètres carrés.

Surface lisse ; couleur très nuancée. Sur un fond pâle, d'un grissale, se dessinent des taches rouges, irrégulières, et un semis de taches blanchâtres et verdâtres. Consistance du fibrome au doigt et à la coupe. A la section, il s'écoule beaucoup de sang et de bile. La coupe, après lavage, a la même couleur que la surface de l'organe.

La structure acineuse a disparu presque partout; elle est remplacée par un tissu d'un blanc semi-transparent qui infiltre irrégulièrement tout le tissu hépatique. Cependant, çà et là, on voit des acini confondus par leurs bords, formant des îlots tantôt blanchâtres et à peine distincts du tissu scléreux voisin, tantôt marbrés de points ou lignes rouges qui répondent à des vaisseaux dilatés. Ailleurs, on remarque la coupe de quelques canaux biliaires dilatés, et, dans leur voisinage, des taches verdâtres (infiltrations de pigment biliaire).

Nulle part, il n'y a d'atrophie granuleuse; à la face inférieure, quelques saillies blanchâtres formées par des acini malades.

Les divisions du canal hépatique ne sont pas très sensiblement élargies. Au niveau du hile, ganglions hypertrophiés, sans abcès ni caséification à l'intérieur, enserrant les canaux cystique et cholédoque. Vésicule biliaire très distendue; sa muqueuse est saine; bile claire, non muqueuse, assez abondante. Canal cholédoque perméable, parfaitement sain; son calibre paraît normal.

Rate : Très grosse (longueur, 0,20 centimètres; largeur, 0,14). Elle pèse 500 grammes. Plaques cartilagineuses à sa surface. Tissu induré, résistant, comme celui du foie normal. Sur les coupes, hypertrophie de la trame fibreuse, dilatations vasculaires. Ganglions hypertrophiés, au niveau du hile.

Estomac : Très distendu, il contient un liquide verdâtre. Muqueuse pâle, couverte d'un mucus abondant. Mucus abondant et jaunâtre dans la première portion du duodénum.

Pancréas : Sain.

Intestin grêle : Rouge, violacé, rempli d'un liquide muqueux, blanchâtre, abondant. Dans les deux derniers mètres, congestion plus intense, muqueuse gonflée, grains psorentériques blanchâtres ou jaunâtres, non ombiliqués, très confluents.

Gros intestin : Muqueuse moins rouge, plus ardoisée.

Reins: Volume normal; coloration pâle, anémique; consistance ferme; aspect de la dégénérescence amyloïde au premier degré. Congestion et mucus dans les calices et bassinets.

Poumons : Emphysème général, mais peu marqué. Congestion hypostatique aux bases.

Cœur : Caillots très abondants, blanchâtres et gélatiniformes dans le ventricule droit et les deux oreillettes. Le volume du cœur est normal; le péricarde sain, sauf une petite plaque laiteuse à la face postérieur (feuillet viscéral). Il n'y a *pas de lésion valvulaire appréciable*, pas d'épaississement des valvules, ni d'altération de l'endocarde ni de la tunique interne de l'aorte.

Encéphale: Pâle, stase veineuse énorme, un peu d'œdème des membranes.

Examen histologique du foie : Sur certaines coupes, les petits éléments embryonnaires du tissu conjonctif, au lieu d'être infiltrés dans ce tissu, sont irrégulièrement disséminés sous forme de traînées, particulièrement le long des divisions de la veine porte.

Sur d'autres, le tissu hépatique est interrompu par des taches irrégulières qui ne sont autre chose que des épaississements des prolongements de la capsule de Glisson, distribués en plaques entre les lobules au lieu de les entourer en cercle. Ces épaississements envoient de toutes parts des irradiations qui suivent les divisions de la veine porte et de l'artère hépatique ; ils se confondent en certains points avec un épaississement analogue de la trame conjonctive intra-lobulaire.

Les capillaires des lobules offrent des dilatations nombreuses, mais seulement dans des points circonscrits ; les veines centrales sont encore reconnaissables dans beaucoup de lobules.

Le tissu conjonctif qui constitue ces épaississements est fort analogue au tissu conjonctif ordinaire ; il est composé de trousseaux fibreux et de cellules analogues aux cellules plates du tissu conjonctif, mais plus exigues. Ces cellules proviennent apparemment de la multiplication des éléments préexistants. Il est difficile cependant de nier çà et là la présence de quelques globules blancs.

Cellules hépatiques conservées, sauf dans les points où il y a de la sclérose intra-lobulaire ; là, on trouve quelques cellules atrophiées, mais sans infiltration pigmentaire ni graisseuse.

Canaux biliaires sains, contenant çà et là de petits caillots microscopiques qu'on trouve aussi dans quelques cellules.

Intestin. Dégénérescence amyloïde des capillaires, des follicules gonflées et de quelques éléments de la muqueuse et des villosités.

Obs. XIII. (Résumé d'une observation de M. le professeur Lépine, publiée par M. Cornil dans les Archives de physiologie, 1874, p. 274). Cirrhose hypertrophique. — Deux souffles au premier bruit, l'un à la pointe, l'autre au foyer tricuspidien. — Élargissement des orifices auriculo-ventriculaires. — Valvules saines.

Catherine B..., 56 ans, domestique, entrée le 24 mars 1873 à l'hôpital de la Charité (service de M. le professeur Sée).

Début il y a deux ans, par des douleurs dans les membres inférieurs. Puis, violentes douleurs dans l'hypochondre droit, ensuite dans le gauche. Amaigrissement progressif; parfois de la toux.

A *son entrée*, apparence cachectique. Malade très maigre. Teint pâle, erreux, un peu ictérique. Pas d'œdème. Ventre volumineux, un peu ballonné.

Le bord tranchant du foie, très dur, atteint presque l'ombilic. Rate également dure ; occupe tout l'hypochondre et le flanc gauche.

Peu d'appétit; vomissements fréquents.

Globules rouges = 1,600,000; leur diamètre est de 10 à 12 μ. Globules blancs = 5,600. Rapport : 1/321.

Urine peu abondante, rouge, chargée d'urates; pas d'albumine ni de matière colorante biliaire.

On constate *à la pointe du cœur un souffle mitral systolique très net.*

Le 13 avril, on trouve *au cou un pouls veineux type, formé de deux battements, et au foyer de la tricuspide un souffle systolique.* Ces deux phénomènes n'existaient pas à l'entrée de la malade.

Quinze jours après, sans doute sous l'influence de la digitale, ils ont beaucoup diminué. La rate a également diminué de volume.

20 avril. La malade a eu plusieurs fois du mélæna.

Dans les premiers jours de mai, l'affaiblissement augmente. Appétit parfois nul, vomissements fréquents. Douleurs plus vives dans l'hypochondre ; plusieurs hémorrhagies intestinales ; un peu d'ascite. Pouls plus fréquent ; peau très chaude et sèche.

Du 7 au 15 mai. La faiblesse augmente encore, le pouls devient filiforme. Dyspnée, et même orthopnée. Les battements du cœur sont très fréquents; on perçoit toujours le souffle systolique mitral. Augmentation de l'ascite, qui ne devient cependant pas très considérable. Pas d'œdème des pieds.

Le 18. Mort après deux jours environ de coma.

Autopsie pratiquée par M. Cornil, le 20.

Corps émacié.

Cœur : Le péricarde ne renferme que quelques gouttes de sérosité. Le cœur est petit et flasque. Sur le ventricule droit existe une plaque laiteuse. Les valvules aortiques sont parfaitement suffisantes ; le ventricule droit est réduit à de petites dimensions ; les colonnes charnues de premier ordre de ce ventricule sont d'une gracilité remarquable. L'anneau de la valvule tricuspide est élargi : il mesure 13 cent.; les valvules sont épaissies à leur bord libre. L'oreillette droite est normale.

Le ventricule gauche a conservé ses dimensions normales : ses parois sont flasques. Les valvules aortiques sont saines. L'oreillette gauche est normale. L'anneau de l'orifice mitral mesure 12 cent. Les valvules de l'orifice mitral sont très épaisses, non rigides : l'insuffisance de ces valvules est très évidente.

L'endocarde ventriculaire est normal ; celui de l'oreillette gauche est épaissi et jaunâtre.

Pas d'athérome de l'aorte.

Poumons : Emphysème des lobes supérieurs en avant. Congestion très intense au bord postérieur du poumon droit.

Péritoine : Un litre environ de sérosité ambrée. Petites ecchymoses d'un noir verdâtre, disséminées.

Foie. — C'est un foie de cirrhose hypertrophique. La capsule de Glisson est parsemée de villosités saillantes formées de tissu conjonctif fibreux ; certaines sont assez grandes pour simuler des néomembranes. Le lobe gauche est très développé. Sa surface, inégale, bombée, présente des granulations saillantes, les unes jaunâtres, les autres rouges et vasculaires. Un grand nombre d'entre elles offrent le volume d'un pois ou d'une petite fève. Quelques-unes, très congestionnées, rappellent au premier abord les angiomes caverneux de la surface du foie. Ces granulations sont composées de plusieurs îlots hépatiques dissociés par des travées de tissu conjonctif gris et transparent. A la coupe, tissu dur, résistant au doigt, présentant des îlots saillants qui, par leur coloration opaque et jaune, se détachent sur le fond gris formé par le tissu conjonctif épaissi. Canaux biliaires très dilatés. Vésicule biliaire plus volumineuse ; muqueuse un peu épaissie. Bile un peu muqueuse, peu colorée

Rate : Très grosse ; longueur, 0,18 ; largeur, 0,09 ; épaisseur, 0,04. Surface villeuse ; capsule très épaisse. Consistance molle ; la pulpe a une couleur normale ; on ne voit pas les corpuscules de Malpighi.

Pancréas : Normal.

Estomac : Dilaté. Muqueuse normale. Une petite tumeur saillante, irrégulière et allongée, oblitère presque la lumière du cardia ; elle ressemble à une hypertrophie glandulaire.

Gros intestin : Normal.

Rein gauche : Petit et mou ; partagé en deux parties suivant son court diamètre par une dépression transversale ; inégalités et bosselures jaune opaque à sa surface. — A la coupe, parenchyme atrophié et mou, de couleur grise. Pyélo-néphrite limitée avec infiltration purulente des calices et des pyramides de Malpighi. Au niveau de la dépression, la substance rénale n'a que 8 millim. d'épaisseur. Çà et là, points jaunâtres formés de liquide puriforme.

Rein droit : Egalement atrophié ; il présente les mêmes lésions que le rein gauche. Dans son centre, une masse dure et caséeuse, du volume d'une noisette. — Infiltration caséeuse en îlots sur la muqueuse du bassinet et des calices.

Au microscope, infiltration du tissu conjonctif rénal par des globules de pus et dégénérescence graisseuse de l'épithélium des tubuli.

Vessie : Normale.

Ovaires : Kystiques.

Utérus : Il est recouvert de néomembranes, de végétations et d'ecchymoses ; un fibrôme sous-péritonéal, gros comme une un haricot. — Plaque de péritonite chronique dans le cul-de-sac utéro-rectal.

CONCLUSIONS.

Les bruits du cœur sont fréquemment et diversement modifiés dans la cirrhose du foie.

Ces modifications doivent être attribuées à deux causes : tantôt à une dilatation du ventricule droit résultant d'un excès de tension dans l'artère pulmonaire, produit par la constriction réflexe de ses divisions, tantôt à un état exagéré d'hydrémie et d'hypoglobulie.

Chacune de ces deux influences se reconnaît à des signes spéciaux.

NOUVELLES PUBLICATIONS

DE LA LIBRAIRIE ADRIEN DELAHAYE ET E. LECROSNIER

Leçons sur les maladies du système nerveux, faites à la Salpêtrière par le professeur Charcot, recueillies et publiées par le Dr BOURNEVILLE, rédacteur en chef du *Progrès médical*. 3e édit., revue et augmentée. 2 vol. in-8 avec 50 figures dans le texte et 21 planches, dont 15 en chromolithographie.......... 28 fr. »

Cartonné.......... 30 fr. »

Traité de thérapeutique appliquée, basé sur les indications, suivi d'un précis de thérapeutique et de posologie infantiles et de notions de pharmacologie usuelle sur les médicaments signalés dans le cours de l'ouvrage, par J.-B. FONSSAGRIVES, professeur de thérapeutique et de matière médicale à la Faculté de médecine de Montpellier, etc. 2 vol. in-8.......... 24 fr. »

Traité d'anatomie pathologique, par le docteur LANCEREAUX, professeur agrégé à la Faculté de médecine de Paris, médecin des hôpitaux, etc. Tome Ier, Anatomie pathologique générale. 1 vol. in-8 avec 267 fig. intercalées dans le texte.. 20 fr. »

Cartonné.......... 21 fr. »

- Tome II, première partie, Anatomie pathologique spéciale, Anatomie pathologique des systèmes: 1° système lymphatique. 1 vol. in-8 de 636 p., avec 90 figures intercalées dans le texte. Prix du tome II complet.......... 20 fr. »

De l'influence des excitations cutanées sur la circulation et la calorification, par le Dr JOFFROY, médecin des hôpitaux. In-8. 1878.......... 4 fr. »

De la pachyméningite cervicale hypertrophique (d'origine spontanée), par le Dr JOFFROY, In-8 de 116 pages et 1 planche. 1873.......... 2 fr. 50

De la médication de l'alcool, par le Dr JOFFROY. In-8.......... 4 fr. »

Chimie pathologique. Recherches d'hématologie clinique; les altérations du sang dans les maladies. Nouveau procédé de dosage de l'hémoglobine, pouvoir oxydant du sang; matériaux solides du sérum, par le Dr QUINQUAUD, médecin des hôpitaux, avec une introduction de M. le professeur Schutzenberger. 1 vol. in-8. 6 fr. »

Des affections du foie, par le Dr QUINQUAUD, premier fascicule. In-8. de 104 pages, 1879.......... 2 fr. 50

Essai sur le puerpérisme infectieux chez la femme et chez le nouveau-né, par le Dr QUINQUAUD, 1 vol. in-8 de 276 pages et 17 fig. dans le texte. 1872.......... 3 fr. 50

Étude sur les affections articulaires, par le Dr QUINQUAUD, in 8, 1876. 2 fr. 50

Contribution à l'étude des troubles de la circulation veineuse chez l'enfant et en particulier chez le nouveau-né, par le Dr HUTINEL. In-8 de 170 p 1877.......... 3 fr. 50

Du danger des médicaments actifs dans les cas de lésions rénales, par le Dr CHAUVET. In-8 de 49 pages. 1877.......... 1 fr. 50

Traité des maladies de l'estomac, par le Dr LEVEN, médecin en chef de l'hôpital Rothschild, etc. 1 vol. in-8.......... 7 fr. »

Guide élémentaire du médecin praticien, par le Dr BUCHHOLTZ. 1 vol. in-18.......... 5 fr. »

Traité théorique et clinique de Percussion et d'Auscultation, avec un appendice sur l'inspection, la palpation et la mensuration de la poitrine, par E.-J. WOILLEZ, médecin honoraire de l'hôpital de la Charité, etc. 1 vol. in 18 avec 101 figures intercalées dans le texte.......... 10 fr. »

Cartonné.......... 11 fr.

Traité des maladies de la peau, par I. NEUMANN, professeur de dermatologie et de syphilographie à l'université de Vienne, traduit sur la 4e édition, et annoté par les docteurs G. et E. DARIN. 1 vol. in-8 avec 76 figures intercalées dans le texte.......... 13 fr. »

Traité clinique et pratique de la phthisie pulmonaire et des maladies tuberculeuses des divers organes, par le professeur LEBERT, 1 vol. in-8.......... 10 fr.

Traité d'anatomie générale appliquée à la médecine. Embryogénie, éléments anatomiques, Tissus et systèmes, par L. CADIAT, professeur agrégé à la Faculté de médecine de Paris, etc., avec une introduction de M. le professeur Ch. ROBIN. Tome 1er, 1 vol. in-8 avec 210 fig. dessinées par l'auteur.......... 13 fr. »

Paris — A. PARENT, imp. de la Faculté de Médecine, r. M.-le-Prince, 29-31

www.ingramcontent.com/pod-product-compliance
Ingram Content Group UK Ltd.
Pitfield, Milton Keynes, MK11 3LW, UK
UKHW022123190726
13855UKWH00003B/1019